Insulinresistenz

Pathophysiologie, Therapie und Perspektiven

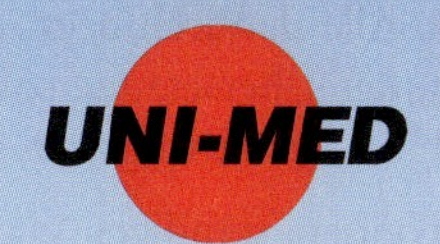

UNI-MED Verlag AG
Bremen - London - Boston

Prof. Dr. Heiner Laube
Klinikum der Justus Liebig Universität Gießen
III. Medizinische Klinik und Poliklinik
Rodthohl 6
35392 Gießen

Die Deutsche Bibliothek - CIP-Einheitsaufnahme

Laube, Heiner:
Insulinresistenz – Pathophysiologie, Therapie und Perspektiven/Heiner Laube.-
1. Auflage - Bremen: UNI-MED, 2001
(UNI-MED SCIENCE)
ISBN 3-89599-541-X

Printed in Germany

Die Erkenntnisse der Medizin unterliegen einem ständigen Wandel durch Forschung und klinische Erfahrungen. Die Autoren dieses Werkes haben große Sorgfalt darauf verwendet, daß die gemachten Angaben dem derzeitigen Wissensstand entsprechen. Das entbindet den Benutzer aber nicht von der Verpflichtung, seine Diagnostik und Therapie in eigener Verantwortung zu bestimmen.

Geschützte Warennamen (Warenzeichen) werden nicht besonders kenntlich gemacht. Aus dem Fehlen eines solchen Hinweises kann also nicht geschlossen werden, daß es sich um einen freien Warennamen handele.

UNI-MED. Die beste Medizin.

In der Reihe UNI-MED SCIENCE werden aktuelle Forschungsergebnisse zur Diagnostik und Therapie wichtiger Erkrankungen "state of the art" dargestellt. Die Publikationen zeichnen sich durch höchste wissenschaftliche Kompetenz und anspruchsvolle Präsentation aus. Die Autoren sind Meinungsbildner auf ihren Fachgebieten.

Vorwort

Probleme im Zusammenhang mit einer verminderten biologischen Insulinwirkung (Insulinresistenz) genießen zur Zeit als Ursache und Folge von Stoffwechselstörungen, hormonellen Veränderungen und immunologischen Reaktionen großes Interesse. Aber auch Untersuchungen aus epidemiologischer Sicht, in Bezug auf genetische Defekte und molekular-biologische Interaktionen haben unsere Kenntnisse über die Insulinresistenz in letzter Zeit wesentlich erweitert. Über 1000 wissenschaftliche Arbeiten sind zu diesen Themen allein im Jahre 2000 publiziert worden.

Es erschien deshalb angebracht, ein Zwischenresümee zu ziehen, das die Möglichkeiten aufzeigt, neuere pathogenetische und therapeutische Erkenntnisse in den klinisch-praktischen Bereich zu übertragen.

Insbesondere beim Typ 2-Diabetes spielt die Insulinresistenz eine wichtige Rolle im Verständnis der Krankheitsursache, der Prävention sowie der therapeutischen Möglichkeiten. Neben den klinischen Erscheinungsbildern und den diagnostischen Möglichkeiten wurde bei der Besprechung der Therapie der erworbenen Insulinresistenz vor allem der Änderung der Lebensumstände (life style changes) große Aufmerksamkeit gegeben.

Besondere Bedeutung kommt bei der Behandlung der Insulinresistenz des Typ 2-Diabetes jedoch dem Einsatz neuer Therapieprinzipien sowie neuer Wirkstoffe und dem Einsatz einer intensiven Insulinbehandlung zu.

Wir wünschen uns für die interessierten Kollegen und die betroffenen Patienten durch diesen Beitrag ein besseres Verständnis der der Insulinresistenz zugrunde liegenden pathogenetischen Störungen und die Möglichkeit für eine effektivere Behandlung im praktisch-klinischen Alltag.

Gießen, im Dezember 2000 *Heiner Laube*

Inhaltsverzeichnis

Epidemiologie

1. Epidemiologie

Unter Insulinresistenz versteht man eine verringerte biologische zelluläre Antwort auf endogenes und/oder exogenes Insulin, der eine Vielfalt von erworbenen oder genetisch determinierten Ursachen zu Grunde liegen können. Die Insulinresistenz betrifft vorrangig die insulinabhängigen Organe Skelettmuskulatur, Fettgewebe und Leber. Aber auch andere Organe können das Ziel der Insulinwirkung sein (☞ Abb. 1.1).

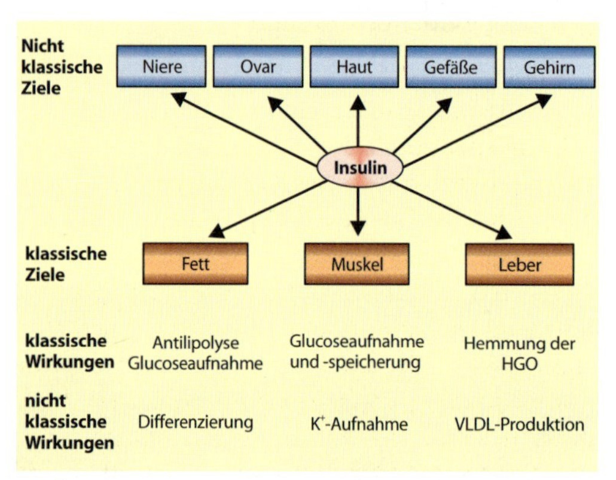

Abb. 1.1: Klassische und nichtklassische Ziele der Insulinwirkung (82).

40 % der "gesunden" Angehörigen von Typ 2-Diabetikern weisen eine Insulinresistenz mit gestörtem nicht-oxidativem Stoffwechsel auf (74). Aber auch bei 30 % der gesunden Kontrollpersonen konnte eine verringerte Insulinempfindlichkeit beobachtet werden (247). Die Insulinempfindlichkeit bzw. Insulinresistenz unterliegt dabei einer großen Schwankungsbreite. So kann die Variation bei jungen gesunden Menschen um mehr als das Zehnfache betragen (116; 202). Auch bei Angehörigen 1. Grades von Typ 2-Diabetikern und Kontrollen fällt eine breite Streuung der Insulinwirkung und eine Überschneidung der verschiedenen Gruppen auf (☞ Abb. 1.2).

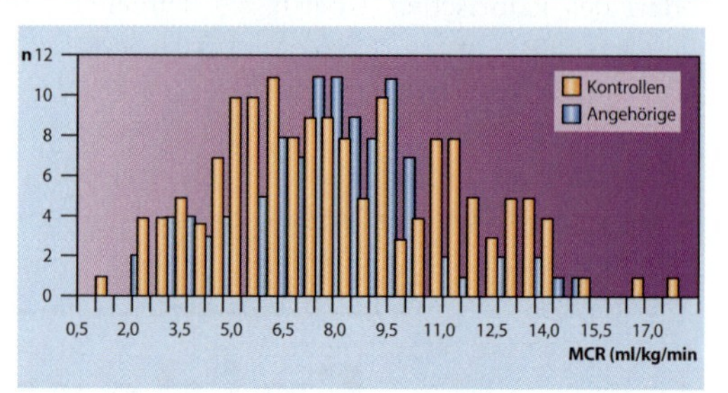

Abb. 1.2: Häufigkeitsverteilung der Insulinempfindlichkeit bei Angehörigen 1. Grades von Typ 2-Diabetikern und Kontrollen (247).

Diese großen Abweichungen können nur teilweise durch bisher bekannte Umweltfaktoren erklärt werden. In der westlichen Bevölkerung (Kaukasier) wird deshalb für das Vorliegen einer Insulinresistenz zusätzlich eine genetische Veranlagung von mehr als 40 % angenommen. Aus genetischer Sicht erscheint die Insulinresistenz Folge zahlreicher Mutationen in einer Vielzahl von Genen zu sein (190). Nüchterninsulin und Glucoseverwertung zeigen im Rahmen einer Insulinresistenz eine starke familiäre Häufung mit einer trimodalen Verteilung. Ein *wesentliches* Gen für die Insulinresistenz konnte jedoch bisher nicht identifiziert werden.

Eine der interessantesten Hypothesen für die Entstehung einer Insulinresistenz wurde von EATON (1984) entwickelt. Er vermutete in der Insulinresistenz die Folgen eines positiven Selektionsmechanismus in der Entwicklungsgeschichte der Menschheit, welche größtenteils von Perioden der Entbehrung geprägt war (**"thrifty gen"**). Mit dem Entstehen einer Insulinresistenz und in der Folge einer reaktiven Hyperinsulinämie bestand so bei Kohlenhydratmangel, vor allem in prähistorischen Zeiten und vor Erfindung des Ackerbaus bei karnivoren Jägern und Sammlern, durch eine gesteigerte Gluconeogenese ein Schutzmechanismus vor Unterzuckerung und einer Unterversorgung des Gehirns mit dem lebensnotwendigem Substrat Glucose. Auch bei erhöhtem Kohlenhydratbedarf in der Schwangerschaft war durch eine Insulinresistenz so ein Überlebensvorteil für den Foeten gegeben.

Hinzu kommt, daß durch das Insulinresistenz/Hyperinsulinämie Syndrom in den meist kurzen Perioden des kalorischen Überflusses schneller ein Fettdepot (Stammfettsucht) zum Überleben angelegt werden konnte. Dieses stellte einen besseren Kälteschutz dar und war gleichzeitig ein großes und schnell mobilisierbares Energiereservoir. Außerdem schützt die Insulinresistenz durch erhöhte Fibrinogenspiegel vor größerem Blutverlust bei Verletzungen. Bei Kochsalzmangel bewirkt die Insulinresistenz eine gesteigerten Kochsalz-Retention, die in Mangelsituationen das Überleben in historischen Zeiten begünstigte (180;255) (☞ Tab. 1.1).

Parameter	Kaukasier	Afrikaner	Mexikaner	Pima-Indianer
Insulinresistenz	+	+	+++	++++
Hyperinsulinämie	+	+	+++	++++

Tab. 1.1: Ethnische Unterschiede bei der Insulinresistenz.

Insulinresistenz scheint heute in unterschiedlichen ethnischen Gruppen verschieden stark ausgeprägt zu sein. Dies läßt sich im Rahmen des "thrifty gens"(176) durch das unterschiedliche Zeitintervall erklären, das seit dem Verschwinden des Selektionsdrucks und mit Beginn des Ackerbaus und der Verfügbarkeit von ausreichenden Mengen an Kohlenhydraten für verschiedene Populationen in der Welt vergangen ist. Solche ethnischen Unterschiede wurden vor allem beim Vergleich von europäischen und afrikanischen Amerikanern beschrieben (44). Bei Pima-Indianern tritt die Insulinresistenz geradezu als ein familiäres Charakteristikum in Erscheinung. Epidemiologische Unterschiede sind aber auch bei den *Folgen* der Insulinresistenz zu beobachten. Während bei der westlichen Bevölkerung und vor allem bei Asiaten (166) die Insulinresistenz als Ursache oder Indikator für eine makrovaskuläre Herzkrankheit in Erscheinung tritt, ist dies bei den Pima-Indianern auffällig selten der Fall.

Umweltfaktoren, welche die Insulinresistenz zusätzlich verändern können und damit Einfluß nehmen auf die epidemiologische Ausbreitung sind zahlreich. Hierzu gehören das Ausmaß der körperlichen Aktivität, Rauchen, zahlreiche Medikamente, aber vor allem der Ernährungszustand.

Epidemiologisch und prospektiv erscheint von großer Bedeutung, daß in den nächsten Jahren, vor allem in der Überflußgesellschaft der westlichen Welt, mit einer weiteren Zunahme an exogenen, prädisponierenden Faktoren für die Insulinresistenz zu rechnen ist. Demgegenüber wird aber in einigen Ländern der Dritten Welt mit einer Zunahme der *Unterernährung* gerechnet. Dies erscheint für die Entwicklung und den Verlauf einer Insulinresistenz unter der Annahme eines "thrifty gen" von großer Bedeutung.

Ein überzeugendes Beispiel für die Bedeutung von Umweltfaktoren und Insulinresistenz ist die Beobachtung, daß ethnisch gleiche oder ähnliche Gruppen ein unterschiedliches Ausmaß an Insulinresistenz und Nüchterninsulinämie zeigen, wenn sie in unterschiedlicher Umgebung und sozioökonomischen Verhältnissen leben. Für die Bedeutung von Umweltfaktoren im epidemiologischen Verständnis der Insulinresistenz erscheint weiterhin von Bedeutung, daß eine kalorische Unterversorgung in der fötalen Periode im späteren Leben eine Insulinresistenz fördert, wenn die Betroffenen in einer Überflußgesellschaft aufwachsen (14). Hier laufen in utero individuell die Vorgänge im Zeitraffer ab, die in der Entwicklungsgeschichte der Menschheit zum Selektionsvorteil des **"thrifty gen"** wurden. So hat ein auf Armut programmierter Stoffwechsel durch die Insulinresistenz einen Überlebensvorteil in der perinatalen Periode, reagiert aber im Überfluß mit der Entwicklung eines Insulinresistenz/Hyperinsulinämie (Metabolischen-Syndroms) und der damit verbunden Risikokonstellation. Damit tritt auch bei untergewichtigen Neugeborenen im späteren Leben wesentlich häufiger ein Typ 2-Diabetes auf.

Als **"ultimate thrifty gen"** wird heute PPARγ, ein Zellkernrezeptor diskutiert (☞ Kap. 3.4.2.), der zur Speicherung von Fett beiträgt und der das molekularbiologische Äquivalent des thrifty gen darstellen könnte (10).

Epidemiologisch laufen auch heute noch bei unterschiedlichen ethnischen Gruppen ähnliche Erscheinungen im Zeitraffer ab. Programmiert auf Armut zeigten Populationen wie die jemenitischen Juden in Israel (51), Japaner auf Hawaii oder Pima-Indianer in den USA (245) durch einen plötzlichen Wechsel in eine Überflußgesellschaft mit Überernährung, Fettsucht und Bewegungsmangel, einen besonders hohen Grad an Insulinresistenz und Symptome des Metabolischen Syndroms.

Frühzeichen der Insulinresistenz:
Bei Angehörigen 1. Grades besteht sehr häufig (>50 %) als Zeichen eines Prädiabetes, bereits Jahrzehnte vor Ausbruch eines Typ 2-Diabetes, eine Verringerung der Glukokinase-Aktivität mit niedriger Insulin-vermittelter Glucoseverwertung, Hyperinsulinämie und Insulinresistenz der Skelettmuskulatur.

Bei Verwandten ersten Grades von Diabetikern tritt trotz noch normaler Glucosetoleranz bereits früh eine Insulinresistenz mit gestörtem insulinabhängigen, nicht-oxidativen Glucosestoffwechsel auf (74). Es erscheint deshalb von großer Bedeutung, daß in den nächsten Jahrzehnten weltweit mit einer raschen Zunahme von exogenen, prädisponierenden Faktoren in den Überflußgesellschaften zu rechnen ist. Daraus ergibt sich **eine** Erklärung für den von der WHO vorhergesagten weltweiten starken Anstieg der Diabetesprävalenz. Eine weitere Ursache muß in der Zunahme an Geburten durch unterernährte Mütter in den Hungergegenden der Dritten Welt vermutet werden.

Genetische Ursachen der Insulinresistenz

2. Genetische Ursachen der Insulinresistenz

Die Prädisposition zum Typ 2-Diabetes mellitus und damit auch zu dessen pathogenetischen Ursachen, Insulinresistenz und Beta-Zelldefekt mit Störung der Insulinsekretion, erscheint genetisch determiniert. Versuche, das oder die prädisponierenden Gene zu definieren, waren jedoch bisher wenig erfolgreich, da für die Insulinresistenz zahlreiche Mutationen in einer Vielzahl von Genen vermutet werden. Ungeklärt ist dabei auch die Bedeutung von Mutationen von Transkriptionsfaktoren.

In wenigen Fällen konnten einzelne schwere Formen der Insulinresistenz mit einem familiär vererbbaren Defekt der Insulin-**Rezeptorfunktion** assoziiert werden (220). Dabei konnten Mutation sowohl mit einer Aminosäurensubstitution als auch mit einer Verstümmelung des Insulinrezeptors nachgewiesen werden. Diese Mutationen vererben sich in den meisten Fällen rezessiv weiter, so daß nur im homozygoten Zustand eine extreme Insulinresistenz in Erscheinung tritt. Graduelle Formen mit milder Insulinresistenz finden sich häufig in den betroffenen Familien bei heterozygoten Personen, wobei sich alle Betroffenen als Träger mindestens eines mutierten Allels erwiesen. TAYLOR (1993) sowie MOLLER und Mitarbeiter (1993) beschrieben inzwischen mehr als 35 verschiedene Insulinrezeptorgen- Mutationen, die jedoch vor allem für die schwere Insulinresistenz bei Typ-A Syndrom, dem Rabson Mendenhall Syndrom und bei Leprechaunismus verantwortlich sind. Sie können progressiv bis zu einer Ketoazidose fortschreiten. Insgesamt können bei 1-5 % der Patienten mit Typ 2-Diabetes Mutationen des Insulinrezeptors nachgewiesen werden. Als eine generelle Ursache der Insulinresistenz, insbesondere bei Typ 2-Diabetes, scheinen diese Rezeptormutationen aber nicht in Frage zu kommen (☞ Tab. 2.1).

• Typ A Insulinresistenz • Leprechaunismus • Rabson-Mendenhall-Syndrom • lipoatrophischer Diabetes • andere

Tab. 2.1: Genetische Defekte der Insulinwirkung (175).

KOCH (1999) beschrieb bei nicht-diabetischen Angehörigen 1. Grades von Typ 2-Diabetikern Hinweise für einen genetische Defekt im **Postrezeptorbereich**. Dabei fand sich ein PPARγ-2 Aminosäuren-Polymorphismus, der jedoch nur bei Personen mit schwerer Adipositas eine Korrelation mit der Insulinempfindlichkeit aufwies. BARROSO und Mitarbeiter berichteten 1999 von zwei unterschiedlichen Mutationen in der Liganden-Bindungsdomäne von PPARγ bei drei Patienten mit schwerer Insulinresistenz. Zusätzlich zur Insulinresistenz entwickelten die Betroffenen in einem ungewöhnlich frühen Alter einen Typ 2-Diabetes mellitus und eine Hypertonie. Hinweise für ein generell wirkendes Insulinresistenz-Gen in diesem Bereich gibt es aber bisher nicht (☞ Tab. 2.2).

Gene für solche Moleküle, die insbesondere in der Signaltransduktion aktiv sind, wurden als Ursache der Insulinresistenz kürzlich weiter untersucht. Dabei zeigte sich, daß Mutationen des Insulin-Rezeptorsubstrates (IRS-1/2) bei klinischen Syndromen mit extremer Insulinresistenz, wie in einem Fall beschrieben (256), selten sind. Bei Gesunden und bei Typ 2-Diabetikern konnten jedoch Mutationen der IRS-Gene in 12-33 % beobachtet werden. Auch Mutationen von Phosphoinositide 3-kinase (PI 3K) sind in der Variation p85 α als Ursache einer schweren Insulinresistenz eher die Ausnahme. In einzelnen Familien können aber Varianten (Arg 409 Gln Mutante) durchaus für die beobachtete Insulinresistenz verantwortlich sein (19).

Fehlende Veränderungen in der Regulation der mRNA-Genexpression von PI3K-p85 α wurden im Skelettmuskel von insulinresistenten Typ 2-Diabetikern im Vergleich mit Kontrollen in Abhängigkeit von der Kalorienzufuhr und als Antwort auf Insulingaben im euglykämischen Clamp beobachtet (4,5). Dieser spezifische Defekt in der Genregulation wird als Folge von Mutationen in der Promoter Region des Gens interpretiert oder zumindest als Marker für einen ausgedehnten Defekt in der Regulation der Genexpression bei Insulinresistenz verstanden.

Wegen der "Nicht-Mendelchen Vererbung" des Typ 2-Diabetes wurden immer wieder die unterschiedlichsten Modalitäten für die Vererbung der

Glucosestoffwechsel	Lipidstoffwechsel	Insulinwirkung	Wege einer Insulin-sensibilisierung
• GLUT 1 • GLUT 4 • Hexokinase II • ISPK-1 • GSK-3 (α,β) • PP1C (α,β,γ) • PP1 G • Glycogen synthase (GS) • GS-inhibitor-2 • Glycogenin • Phosphofructokinase	• Hormone sensitive lipase	• IR • IRS-1/2 • Shc • P13-kinase • Proteinkinase B (α, β)	• PPARγ

Tab. 2.2: Mögliche Mutationen in Verbindung mit einer Insulinresistenz (190).

Insulinresistenz diskutiert: genetische Heterogenität, multigenetische Vererbung, inkomplette Penetranz, Phenokopien oder Übertragung durch mitochondriale DNA. Wahrscheinlich besteht aber ein ganzes Netzwerk von Genen, die alle bei der Regulation der Insulinresistenz Änderungen unterliegen können. So kann Insulinresistenz offensichtlich auch Folge genetischer Interaktionen von Suszeptibilitäts Allelen sein. Erst kürzlich gelang KIDO et al, (2000) der Nachweis, daß bei "knockout" Mäusen Loci auf Chromosom 2 (LOD 5,58) und Chromosom 10 (LOD 5,58) eine signifikante Verbindung zum Ausmaß des Insulinspiegels im Plasma aufweisen.

Insulinresistenz als Folge eines niedrigen Geburtsgewichtes wurde bisher als Ausdruck eines in der fötalen Periode erworbenen Umweltschadens durch mütterliche Unterernährung angesehen. Neuere Befunde an Glucokinase "knock-out" Mäusen lassen aber vermuten, daß Untergewicht bei Geburt auch Folge einer genetisch programmierten Insulinwirkung während der Embryogenese sein kann. Diese genetisch determinierte Insulinwirkung ist damit gleichermaßen verantwortlich für Geburtsgewicht und Diabetesprävalenz. Damit wäre erstmals eine molekulare Verbindung zwischen Geburtsgewicht und Neigung zur Typ 2-Diabetesprävalenz gegeben (240), da auch Menschen mit einer Glucokinasemutation eine niedriges Geburtsgewicht aufweisen.

Für eine genetische Verbindung zwischen Geburtsgewicht, väterlichem Diabetes und Insulinresistenz sprechen auch Befunde von LINDSAY und Mitarbeitern (2000), die zeigen, daß Kinder von diabetischen Vätern ein deutlich niedrigeres Geburtsgewicht aufweisen. Offensichtlich bestehen Gene für die Insulinresistenz, die unabhängig für Typ 2-Diabetes und niedriges Geburtsgewicht prädisponieren und damit die epidemiologisch beobachteten Zusammenhänge erklären könnten.

Kandidatengene für die Insulinresistenz wurden auch von MOLLER (1996) untersucht. Neben den Genen für den GLUT4-Glucosetransporter, für Hexokinase II und Glycogen-Synthase sowie für das Signalprotein PP1 (Protein Phosphatase 1) konnten bisher keine zusätzlichen Gene als Hauptlokus für die vererbbare Insulinresistenz identifiziert werden. Insbesondere Mutationen des GLUT 4-Gens konnten bisher nicht mit einer Insulinresistenz oder einem Typ 2-Diabetes assoziiert werden. Auch die Möglichkeit, daß genetische Defekte über einen Anstieg des Tumornekrosefaktors alpha (TNFα) oder von freien Fettsäuren (FFS) für eine Insulinresistenz verantwortlich sind, ist mit Ausnahme der kongenitalen generalisierten Lipoatrophie kaum wahrscheinlich (☞ Tab. 2.3).

• Insulinrezeptor • Insulin Rezeptorsubstrat 1 (IRS-1) • Ras assoziiert mit Diabetes (RAD Gene) • Insulin stimulierte Proteinkinase 1 (ISPK-1, rsk2) • Protein Phosphatase 1 G-Untereinheit • Katalytische Untereinheit a,b,c • Glucose Transporter - GLUT1 - GLUT4 • Hexokinase II (HKII) • Fettsäure-bindendes Protein 2 (FABP2)

Tab. 2.3: Kandidatengene der Insulinresistenz (172).

Für die familiäre partielle Lipodystrophie (FPLD), häufig verbunden mit einer Reduktion bzw. dem Fehlen von subkutanem Fettgewebe an den Extremitäten und einer Anhäufung desselben am Stamm wie bei Morbus Cushing und dem Metabolischen Syndrom, sowie dem Auftreten von insulinresistentem Diabetes mellitus, einer Acanthosis nigricans oder einem polycystischen Ovar, wurde bei autosomal dominatem Erbgang eine Mutation im Lamin-A/C-Gen im Chromosom 1 Lokus 1q21-22 als Ursache beschrieben (43,218). Eine Mutation des nukleophilen Proteins Lamin A/C könnten damit erstmals auch über die gemeinsame Insulinresistenz eine genetische Verbindung von Diabetes und Hyperlipidämie erklären

Für die klinisch signifikante Insulinresistenz des Typ 2-Diabetes wird aus genetischer Sicht zur Zeit jedoch am ehesten ein Zusammenspiel von mehreren genetischen Varianten und nicht eine einzelnen Mutation als Voraussetzung angesehen.

Ursachen der Insulinresistenz: Pathobiochemie und Pathophysiologie

3. Ursachen der Insulinresistenz: Pathobiochemie und Pathophysiologie

3.1. Pathobiochemie der Insulinresistenz

Glucohomöostase

Gewebe, die die Insulinwirkung im Nüchternzustand kontrollieren und dadurch auch beeinflußt werden, sind andere als die, die postprandial die Insulinempfindlichkeit regulieren. Die drei wichtigsten Insulin-abhängigen Organe sind Leber, periphere Muskulatur und Fettgewebe. Während die Insulinresistenz der Leber zu einem erhöhten Nüchternblutzucker führt, ist die Insulinresistenz des peripheren Muskelgewebes vor allem für die postprandiale Hyperglykämie verantwortlich. Am Fettgewebe führt die Insulinresistenz hingegen zur gesteigerten Lipolyse mit erhöhten Spiegeln für freie Fettsäuren (FFS) und Serumtriglyceride (TG).

Insulin kontrolliert die Glucohomöostase mit Hilfe von drei aufeinander abgestimmte Mechanismen:

- der hepatischen Glucoseproduktion (HPG)
- der Glucoseaufnahme im Splanchnikusbereich und
- der Glucoseaufnahme im peripheren Gewebe (Muskulatur)

Bereits im Frühstadium der Insulinresistenz besteht eine Störung der postprandialen Glucoseaufnahme mit:

- Verringerung der Glykogensynthaseaktivität und Glykogenspeicher
- Hemmung der Insulin vermittelten Glucoseaufnahme
- gesteigerter Oxidation freier Fettsäuren
- vermindertem Blutfluß bei schlechter Stoffwechsellage (hämodynamische Faktoren)
- gesteigerter Aktivität von Sauerstoffradikalen (ROS)

Im Frühstadium des Typ 2-Diabetes finden die ersten Glucosehomöostase-relevanten Veränderungen im Stoffwechsel als Folge eines krankheitsspezifischen – wahrscheinlich genetischen – Defektes im insulinresistenten **peripheren Muskelgewebe** statt und sind klinisch durch erhöhte postprandiale Blutzuckerwerte zu erkennen. Der Typ 2-Diabetes manifestiert sich klinisch deshalb anfänglich fast immer als postprandiale Hyperglykämie. Erhöhte Nüchternspiegel folgen erst im späteren Verlauf und charakterisieren nach einer Periode der latenten hepatischen Insulinresistenz eine Störung der hepatischen Glucoseaufnahme und der gesteigerten Glykogenolyse. Sobald der Nüchternblutzucker aber 200-220 mg/100 ml übersteigt und der Plasmainsulinspiegel unter 50 μE/ml sinkt, wird auch die hepatische Gluconeogenese gesteigert. Jetzt ist die **Leber** der wichtigste Ort der Insulinresistenz und für den Stoffwechsel das bestimmenden Organ.

Erst im späteren Stadium (manifester Diabetes) kommt es durch die Insulinresistenz der Leber zur gesteigerten Gluconeogenese mit Nüchternhyperglykämie.

- Die gesteigerte Glucogenese ist Folge eines erhöhten **Angebotes** von Laktat, Alanin, Glycerol aus der Lipolyse des Insulin-resistenten viszeralen Fettgewebes
- Es besteht
  - eine gesteigerte **Extraktion** der Präkursoren in der Leber
  - erhöhter Spiegel an freien Fettsäuren (FFA)
  - mangelnde Suppression der Glukagonsekretion (Glukagonresistenz)

Mit dem Verlust der Insulinwirkung am **Fettgewebe** beginnt die Lipolyse. Sie ist der am meisten Insulin-sensitive Prozeß, dem mit großem Abstand die Glukoseproduktion und die Glukoseufnahme folgen.

Die Folgen sind schon früh erhöhte Spiegel von Serumtriglyceriden, Glycerin und freien Fettsäuren, die wiederum die hepatische Gluconeogenese stimulieren und die Aufnahme und Verbrennung von Glucose im Muskelgewebe hemmen. Im Stadium der Insulinresistenz ist das periphere Gewebe nur noch in geringem Maße fähig, Triglyceride aufzunehmen. Erhöhte Serumtriglyceride stellen deshalb bei Insulinresistenz ein typisches Zeichen der gesteigerten Lipolyse dar.

3.2. Pathologische β-Zellfunktion und -produkte

Für die Entstehung einer Insulinresistenz können im Bereich der pankreatischen β-Zelle zahlreichen Funktionsstörungen sowie pathologische β-Zellprodukte verantwortlich sein (☞ Tab. 3.1).

Pathologische β-Zellprodukte
• pathologisches Insulinmolekül
• inkomplette Konversion von Proinsulin
Humorale Insulinantagonisten
• Anti-Insulinantikörper
• Anti-Insulinrezeptorantikörper (Typ B)
• Endokrinopathien

Tab. 3.1: Pathogenese der Insulinresistenz.

3.2.1. Verlust des frühen Insulingipfels

Unter physiologischen Bedingungen wird die Glucohomöostase nach einem Glucosereiz durch eine zweigipflige Insulinkinetik reguliert. Bereits wenige Minuten nach Glucosegabe ist ein früher Insulinanstieg zu erkennen, der aus präformiertem und in den Granula gespeichertem Insulin besteht. Dieser frühe Gipfel wird nach etwa 20-30 Minuten durch einen zweiten und späteren Gipfel ersetzt, der vorrangig aus neusynthetisiertem Insulin besteht und solange anhält wie der Nüchternblutzuckerwert erhöht ist.

Die Initialphase des Typ 2-Diabetes ist durch eine zunehmende Verringerung des frühen Insulinanstiegs und einen erhöhten postprandialen Blutzuckeranstieg gekennzeichnet, der zu einer Abnahme des Insulin/Blutzucker Quotienten führt. Kompensatorisch steigt der zweite Insulingipfel jedoch an und führt drei bis fünf Stunden nach dem Essen als Folge einer reaktiven Hyperinsulinämie häufig zu einer Unterzuckerung. Diese Insulinkinetik war schon früh als "Insulinsekretionsstarre" beschrieben worden. In der klinischen Differentialdiagnose müssen die Symptome von denen eines Insulinoms abgegrenzt werden.

Die Veränderungen der Insulinkinetik bewirken auch eine verringerte biologische Wirkung mit steigenden Blutzuckerwerten. Die Hyperglykämie führt zu einem "Glukotoxischer Effekt", der die Insulinresistenz weiter verstärkt und dadurch einen circulus vitiosus einleitet (☞ Kap. 3.3.8.).

3.2.2. Veränderungen des Insulinmoleküls

Eine verringertes Ansprechen des Blutzuckers auf Insulin wurde auch als Folge einer äußerst seltenen Mutation bei der Synthese des Insulinmoleküls beschrieben (☞ Kap. 2.). In einigen Großfamilien konnte als Folge einer solchen Veränderung ein manifester Diabetes beobachtet werden (☞ Kap. 2.).

Sehr viel bedeutender und aktueller jedoch sind die heute möglichen artifiziellen in vitro Veränderungen des Insulinmoleküls, die für therapeutische Maßnahmen durchgeführt werden. Durch genetische und biochemische Prozesse werden Insulinanaloga hergestellt, die den Effekt der Glucohomöostase in unterschiedlicher Weise beeinflussen können. Im Zeitalter solcher maßgeschneiderter Insuline ist zu erwarten, daß in Zukunft Insulinpräparate für die Therapie zur Verfügung stehen, die die Eigenschaft besitzen, einzelne insulinabhängige Organe individuell zu bevorzugen oder zu vernachlässigen. Dabei wäre auch denkbar, daß, je nach therapeutischer Indikation, eine Insulinresistenz gezielt an Muskulatur, Fettgewebe oder Leber spezifisch gefördert oder gehemmt werden könnte (☞ Abb. 3.1).

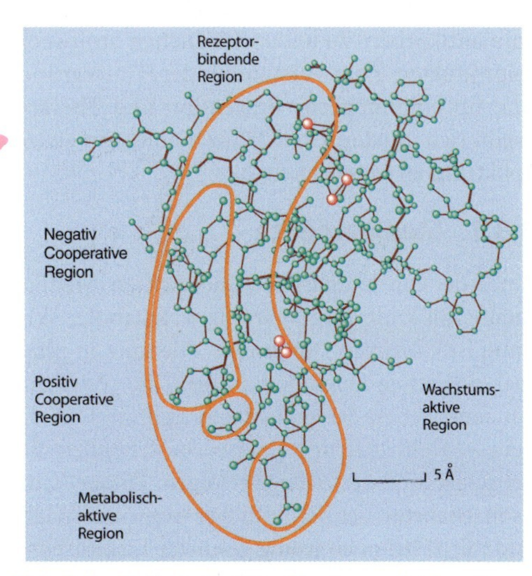

Abb. 3.1: Biologisch aktive Regionen des Insulinmoleküls (Gammeltoft 1984).

3.2.3. Veränderungen des Proinsulin/Insulin Quotienten

Im Rahmen der Insulinbiosynthese entsteht in der pankreatischen β-Zelle Proinsulin, das unter physiologischen Bedingungen intrazellulär enzymatisch in äquimolare Mengen Insulin und C-Peptid gespalten wird. Im peripheren Blut erscheinen aber nur weniger als 5 Prozent dieser Proinsulinmenge. Mit nachlassender β-Zellfunktion und steigenden Blutzuckerspiegeln bei Typ 2-Diabetes steigt auch der Anteil an ungespaltenem Proinsulin und damit der Proinsulin/Insulin-Quotient im Blut an. Proinsulin hat jedoch ein deutlich geringere biologische Wirkung als Insulin. Seine blutzuckersenkende Wirkung beträgt nur etwa 5 Prozent. Dadurch entsteht das Bild einer "**Pseudoinsulinresistenz**". Durch den Einsatz nutritiver und medikamentöser Therapieformen und der Entlastung der β-Zellfunktion, kann bei Blutzuckersenkung auch der Proinsulinanteil und damit die Insulinresistenz wieder verringert werden. Dies konnte ebenso bei Patienten mit gestörter Glucosetoleranz (IGT) nach Behandlung über 3 Monate mit Acarbose durch eine signifikanten Verbesserung der Insulinresistenz gezeigt werden (149).

3.3. Humorale Insulinantagonisten

Humorale Substanzen, die zu einer Verringerung der Insulinwirkung führen sind zahlreich und reichen von Medikamenten über Hormone und Insulinantikörpern zu unterschiedlichen Stoffwechselprodukten. Zum Verständnis der Hintergründe und für eine mögliche Prävention und Therapie ergibt sich im klinischen Alltag hieraus ein ganzes Spektrum an Möglichkeiten.

3.3.1. Medikamente

Eines der am häufigsten verabreichten Medikamente mit kontrainsulinärer bzw. kataboler Wirkung ist **Cortison**. Durch eine Therapie in pharmakologischen Dosen kann durch die gesteigerte Gluconeogenese bei gestörter β-Zellfunktion dabei eine Demaskierung einer vorbestehenden diabetischen Stoffwechsellage erfolgen. Dieser "Cortison-Diabetes" ist bei zeitlicher begrenzter Gabe und initial bei noch wenig gestörter Insulinsekretion reversibel, kann aber bei hohen Dosen und bei manifestem Diabetes auch zu schweren Entgleisungen des Stoffwechsels führen. Ursache ist die konkurrierende Wirkung von Cortison und Insulin im zellulären Stoffwechsel (☞ Tab. 3.2).

Pharmaka
• Glucokortikoide, ACTH
• Saluretika
• Thiazide (+ Diazoxid)
• Schleifendiuretika
• Orale Kontrazeptiva, weibliche Sexualhormone
• Betablocker (?)
• Kalziumantagonisten - Verapamil - Nifedipin (?)
• Dipheylhydantoin
• Nikotinsäurederivate
• Sympathomimetika
• Pyrazinamid (?)
• L-Asparaginase
• Somatostatin
• Glukagon
• Wachstumshormon
• Schilddrüsenhormone (?)
• Calcitonin (?)
• Cimetidin (?)
• Lithium (?)
Toxine (Umwelt, Gewerbe)
• N-3-Pyridylmethyl-N-p-nitrophenylurea (Rattengift Vacor)
• Cyanide (aus Manjok/Cassava)
• Nitrosamine
• Kohlenstoffdisulfid (?)
Experimentell
• Alloxan-Streptozotocin
• Metallkomplexbildner: Chinoline, Carbazone, Carbamate
• Mannoheptulose

Tab. 3.2: Substanzen, welche zu einer Abnahme der Insulinwirkung führen (212).

Auch **Nikotinsäure** hat eine kontrainsulinäre Wirkung und kann so zu einer Störung der Glucohomöostase führen.

Thiazide haben unter bestimmten Umständen ebenfalls einen negativen Effekt auf die Insulinwirkung. Bei Hypertonikern die über Jahre mit Thiaziden behandelt wurden, war in einigen Studien signifikant häufiger ein Typ 2-Diabetes aufgetreten, als wenn die Behandlung mit anderen Antihypertensiva erfolgte (194). Als Ursache wird neben einem verminderten Kaliumgehalt im Muskelgewebe die Wirkung von erhöhten Serum-Catecholaminen vermutet.

In der neuesten Beurteilung der **"Atherosclerosis Risk in Communities Study"** an 12.550 Hypertonikern war die Gefahr unter einer Thiazidbehandlung nach 6 Jahren einen Diabetes zu bekommen jedoch nicht höher als bei Patienten die keine Behandlung erhalten hatten (100).

Beta-Blocker, wie Atenolol und Metoprolol, führen bei Hypertonikern zu einer verminderten Glucoseaufnahme und Insulinsensitivität (194). Eine chronische Einnahme kann die Diabetesinzidenz bei Risikopatienten erhöhen. In der Atherosclerosis Risk in Communities Study hatten die beteiligten Hypertoniker unter β-Blockern nach 6 Jahren ein 28 % höheres Risiko für Typ 2-Diabetes entwickelt.

Unter **ACE-Hemmern** (angiotensin-converting-enzyme inhibitor) wurde hingegen eher eine Verbesserung der Insulinempfindlichkeit beobachtet. So konnte POLLARE (1989) nachweisen, daß unter Captopril die Insulinempfindlichkeit (insulin sensitivity index) bei Hypertonikern ohne Diabetes innerhalb von 4 Monaten um 18 % anstieg.

Thalidomid, ein teratogenes Sedativum wird zur Zeit auf seine Wirkung als Therapeutikum bei dem leprösen Erythema nodosum und dem multiplen Myelom untersucht. Dabei war als Folge einer Thaliodomidbehandlung sowohl über eine Stimulierung als auch Unterdrückung von TNFα berichtet worden, was einen Effekt auf die Insulinresistenz vermuten ließ. Bei Typ 2-Diabetes konnte durch IQBAL (2000) jetzt eine Zunahme der Insulinresistenz und eine sekundäre Verringerung der insulinstimulierten Glucoseaufnahme um etwa 30 % nachgewiesen werden. Dieser Effekt beruht auf einer Verringerung der Glykogensynthese durch eine spezifische Hemmung der Glykogensynthase, dem umsatzbestimmende Enzym im Glykogensyntheseweg. Eine Beeinflussung der Insulinsekretion oder der Lipolyse konnte jedoch nicht beobachtet werden.

Unter einer Behandlung mit Thaliodomid sollten Patienten grundsätzlich auf eine mögliche Verschlechterung der Glucosetoleranz oder der Stoffwechsellage bei Typ2-Diabetes überwacht werden.

3.3.2. Insulinantikörper

Insulinantikörper in Form von Autoantikörpern (IAA) können bei etwa 50 % der Patienten mit einem neu diagnostizierten Autoimmundiabetes (Typ 1) identifiziert werden.

Nach Beginn einer Insulintherapie beginnen sich innerhalb von 2-3 Wochen auch Antikörper gegen exogenes Insulin zu bilden (IA). Sie sind meist gegen Epitope auf verschiedenen Abschnitten des Insulinmoleküls gerichtet (polyklonal) und sind durch eine wechselnde, meist niedrige Affinität gekennzeichnet. Die klinischen Folgen können von einer **Immun-Insulinresistenz** bis zu lokalen allergischen Reaktionen an der Einspritzstelle reichen. Insulinantikörper können aber auch ein Reservoir für Insulin bilden und die Wirkung von kurzwirkenden Insulinen verzögern und unberechenbar machen oder Hypoglykämien dadurch auslösen, daß Antikörper-gebundenes Insulin spontan freigesetzt wird.

Insulinpräparate niedriger Reinigungsstufe sowie tierische Insuline führen vermehrt zur Bildung von Insulin-Antikörpern, zur Lipatrophie, Insulinallergien und Insulinresistenz. Die Bildung von Insulinantikörpern ist dabei die häufigste Nebenwirkung der Insulinbehandlung. Auch bei Verwendung von hochgereinigtem tierischen Insulin finden sich bei den meisten Diabetikern nach einiger Zeit Insulinantikörper, so daß die Insulindosis mit Dauer des Diabetes kontinuierlich erhöht werden muß. Von einer **Insulinresistenz** spricht man in diesem Zusammenhang aber erst, wenn mehr als 1.5 bis 2.0 E Insulin/kg Körpergewicht oder mehr als 200 E täglich benötigt werden. Eine offizielle Definition gibt es aber nicht. In Einzelfällen können durchaus auch mehrere tausend bis zehntausend Einheiten Insulin benötigt werde und einen langwierigen Prozeß der Desensibilisierung nötig machen.

Eine sehr seltene Ursache der Insulinresistenz entsteht durch eine veränderte Pharmakokinetik von exogen zugeführtem Insulin. So werden immer wieder Einzelfälle beschrieben, wo die subkutane Resorption gestört ist. Als Ursache wird eine exzessive lokale Degradation von Insulin im subkutanen Gewebe vermutet **(subkutanes Insulinresistenz-Syndrom).** Durch gleichzeitige Gabe von Aprotinin (Trasylol) kann dies teilweise vermieden werden. In Einzelfällen konnte die gesteigerte lokale Degradation aber auch durch Insulinanaloga verhindert werden.

Auch eine gesteigerte "Clearance" von zirkulierendem Insulin, wahrscheinlich in der Leber, wurde in wenigen Fällen beobachtet. Dabei war eine Insulinresistenz bei stark erniedrigten peripheren Insulinspiegeln trotz hoher intravenöser Insulindosen aufgefallen.

Mit der Verwendung von Humaninsulin ist das Auftreten von Antikörpern (Immun-Insulinresistenz) aber sehr selten geworden. Auch bei den heute vielfach verwendeten **Insulinanaloga** ist bisher keine erhöhte Raten an Insulinantikörpern oder Insulinresistenz beobachtet worden. Durch die Verwendung von **inhalativem Insulin** hat sich bisher nur in Einzelfällen die Bildung von Insulinantikörpern nachweisen lassen.

3.3.3. Insulinrezeptor-Antikörper (Typ B-Syndrom)

Zu den Syndromen einer erworbenen Autoimmun-Insulinresistenz gehört auch eine Form, bei der die Insulinwirkung durch polyglonale Immunglobulin G Antikörper blockiert wird, welche mit der α-Untereinheit des Insulinrezeptor reagieren. Dieses Typ B-Syndrom zeigt häufig auch Antikörper gegen andere Organsysteme und geht nicht selten mit einem systemischen Lupus erythematodes, dem Sjögren Syndrom, dem Morbus Basedow oder mit einer primär biliären Cirrhose einher. Eine Acanthosis nigricans erscheint dabei häufig vor allem bei Frauen (80 %) mit verschiedenen Formen eines Hyperandrogenismus. Die Ursache dieser Erkrankung ist letztendlich aber noch unbekannt, erscheint jedoch primär Folge eines Defekts im Immunsystem zu sein.

3.3.4. Endokrinopathien

Eine Insulinresistenz entsteht bei zahlreichen Erkrankungen, bei denen ein erhöhter Spiegel an kontrainsulinären Hormonen besteht. Hierzu gehört der Morbus Cushing (Cortison), die Akromegalie (Wachstumshormon), das Phäochromozytom (Adrenalin) aber auch Störungen der Schilddrüsenfunktion (Hypothyreose und Thyreotoxikose), das Prolaktinom und das seltene Glukagonom. Mit Zunahme der Insulinresistenz und einer reaktiven Hyperinsulinämie wird sekundär auch die Glucagonsekretion verstärkt. Erhöhte Glucagonspiegel werden dadurch zu einer unabhängigen Determinanten der Glucosetoleranz (147) (☞ Abb. 3.2).

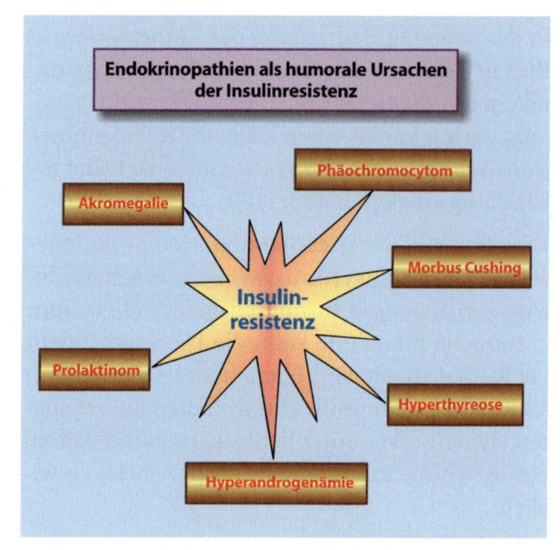

Abb. 3.2: Endokrinopathien als humorale Ursachen einer Insulinresistenz.

In der **Pubertät** besteht eine physiologische Insulinresistenz, wahrscheinlich als Folge einer vermehrten Sekretion von Wachstumshormon. Vor allem bei Typ 1-Diabetes fällt in dieser Zeit ein vermehrter Insulinbedarf bei gleichzeitig höheren Blutzuckerwerten auf - bei Mädchen meist mehr als bei Jungen.

Auch die **Schwangerschaft** gilt als diabetogenes Risiko. Sie ist charakterisiert durch eine Insulinresistenz mit verminderter hepatischer Insulinextraktion sowie einer verringerten Glucosewirksamkeit. Der Gestationsdiabetes ist eine der häufigsten Komplikation in der Schwangerschaft. Er gilt in vielen Fällen als ein Indikator für einen später auftretenden Typ 2-Diabetes und sollte deshalb postpartal weiter überwacht werden und die Betroffenen geschult und, falls möglich, präventiv behandelt werden.

Beim Auftreten endokriner Stoffwechselstörungen bzw. hormoneller Veränderungen kann durch die sekundäre Insulinresistenz eine latente diabetische Stoffwechselstörung akut demaskiert werden (Gestationsdiabetes). Bei entsprechenden Endokrinopathien sollte deshalb immer gezielt nach einer Störung des Kohlenhydratstoffwechsel gesucht werden! Liegt bereits ein manifester Diabetes mellitus vor, ist häufig auch mit einer schleichenden Stoffwechselentgleisung zu rechnen.

3.3.5. Amylin

Amylin wird von der β-Zelle parallel zum postprandialen Insulinanstieg sezerniert. Obwohl die physiologische Rolle von Amylin bisher noch nicht klar definiert werden konnte, gilt es als ein Gegenspieler der Insulinwirkung und wird als Mitverursacher einer Insulinresistenz und des Typ 2-Diabetes diskutiert. Eine Störung der Amylinsekretion und/oder eine zelluläre Ablagerung in Form von Amyloid sind als Ursache einer erworbenen Insulinresistenz beschrieben worden. Hyperinsulinämie geht mit vermehrter Amylinsekretion einher, doch gibt es bisher keine Beweise dafür, daß hohe Amylinspiegel auch ursächlich für eine Störung der Glucosetoleranz verantwortlich sind.

Obwohl sich in Tierversuchen Hinweise ergaben, daß Amylin zur Entstehung einer Insulinresistenz beiträgt, konnte dies in neueren Untersuchung am Menschen nicht gesichert werden. Bei insulinresistenten Angehörigen von Typ 2-Diabetikern besteht eine "physiologische" Hyperamylinämie. Unklar ist, inwieweit es sich dabei um eine Ausnahme oder einen Regelmechanismus in der Pathogenese des Typ 2-Diabetes handelt. Ablagerungen von Amyloid in der β-Zelle sind bei einigen Formen des Typ 2-Diabetes mellitus wiederholt beschrieben worden, finden sich aber auch häufig spontan und mit zunehmendem Alter.

3.3.6. Leptin

Die Adipositas des Menschen mit erworbener Insulinresistenz ist auch gekennzeichnet durch eine Resistenz gegenüber körpereigenem Leptin, einem Produkt des ob Gens. Leptin ist dem seit Jahrzehnten postulierten "Sättigungsfaktor" gleichzusetzen, welcher eine zentrale Rolle bei der Regulation des Körpergewichts spielt, indem er das Gehirn über den Zustand der peripheren Fettspeicher informiert und die weitere Nahrungsaufnahme reguliert (227). Leptin wirkt somit als "Lipostat", der den Appetit durch eine negativen Rückkoppelung kontrolliert und reguliert (☞ Abb. 3.3).

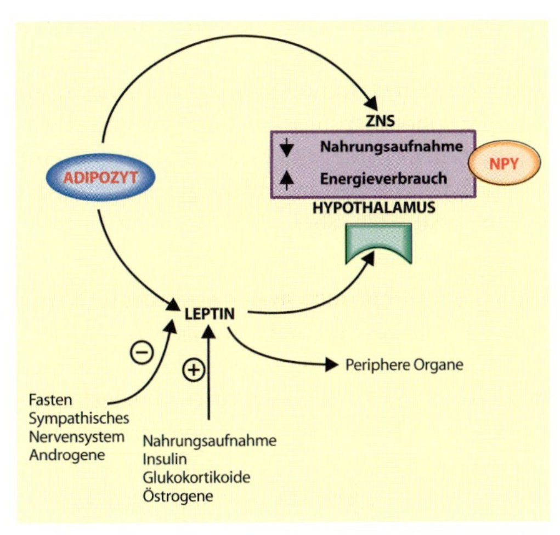

Abb. 3.3: Schematische Darstellung des Leptin-Regulationssystems.
NPY: Neuropeptid Y (227).

Leptin (leptos: dünn) ist ein 16 kDa großes Protein und wird fast ausschließlich von Adipocyten gebildet. Der primäre Wirkort wird im ventromedialen Hypothalamus vermutet. Aber auch in peripheren Geweben werden für Leptin Funktionen beschrieben. Dadurch ist ein Regelkreis zwischen den peripheren Fettgewebsdepots und dem Hypothalamus mit dem Leptinspiegel als afferentem Signal anzunehmen. Der Serumspiegel von Leptin unterliegt einer zirkadianen Rhythmik und korreliert positiv sowohl mit Insulin als auch mit dem Blutzucker und dem Körpermassenindex. Hohe Leptinspiegel korrelieren signifikant mit einer Insulinresistenz. Eine zentrale Rolle von Leptin für die Regulation des Körpergewichts dokumentieren Versuche mit ob/ob Mäusen, die eine gestörte Leptin-Synthese aufweisen (227). Bei defektem Leptinmolekül (Leptinresistenz) kommt es dabei zu einer ungebremsten Nahrungsaufnahme.

Neuere Untersuchungen zeigen, daß die Leptin-Serumkonzentration auch mit dem Ausmaß der Insulinresistenz korreliert (64). Durch den "Insulinsensitizer" Troglitazon kann die Plasmakonzentration von Leptin bei insulinresistenten Typ 2-Diabetikern signifikant reduziert werden (221).

Andere Autoren hatten dies jedoch zuvor nicht beobachten können (178). Leptin hemmt spezifisch zahlreiche metabolische Wirkungen von Insulin und kann so für eine sekundär verringerte Insulinwirkung verantwortlich werden. Die insulinantagonistische Wirkung von Leptin kann sowohl in Hepatocyten als auch in Adipocyten nachgewiesen werden. Verantwortlich für diese Insulinresistenz sind hohe Konzentrationen von Leptin, welche die Autophosphorylierungsaktivität des Insulinrezeptors hemmen (143). Aus klinischer Sicht muß eine wirkungsvolle Beziehung zwischen Leptin und der Insulinsensitivität aber eher verneint werden (134).

Leptinkonzentrationen steigen unter der Gabe von Glibenclamid bei Typ 2-Diabetes deutlich an, während unter Acarbose kein Anstieg zu verzeichnen ist (103). Die Befunde lassen einen Glibenclamid-spezifischen Effekt, unabhängig von der Gewichtszunahme, vermuten. Nach Leptingabe kann aber sowohl bei Übergewicht als auch bei Typ 2-Diabetes auch ein Anstieg der Insulinempfindlichkeit beobachtet werden (219). Die mögliche Beteiligung von Leptin bei der Entstehung des Typ 2-Diabetes und der Insulinresistenz muß auf Grund dieser scheinbar widersprüchlichen Befunde deshalb zur Zeit noch als eher ungeklärt gelten.

3.3.7. Fettsäuren

Freie Fettsäuren (FFA) sind die wichtigsten Lipid-Energiesubstrate im menschlichen Stoffwechsel. Ein Überangebot an freien Fettsäuren als Folge einer verstärkten Lipolyse im Hungerzustand, bei gesteigerter sympatikotoner Aktivität sowie bei Insulinmangel und Insulinresistenz, vorrangig aus dem metabolisch aktiven viszeralen Fettdepots bei Stammfettsucht, setzt die Insulinempfindlichkeit der Leber und der peripheren Muskulatur im Sinne einer Insulinresistenz herab. Die daraus folgende verminderte Glucoseaufnahme und Glucoseoxidation sowie eine gesteigerte Fettsäurenoxidation im Muskel induzieren einen Blutzuckeranstieg. In der Leber fördert ein gesteigertes Angebot an freien Fettsäuren die Gluconeogenese, im Pankreas wird die Insulinsekretion gehemmt und dadurch ein Anstieg der Blutzuckerwerte ausgelöst (32) (☞ Abb. 3.4).

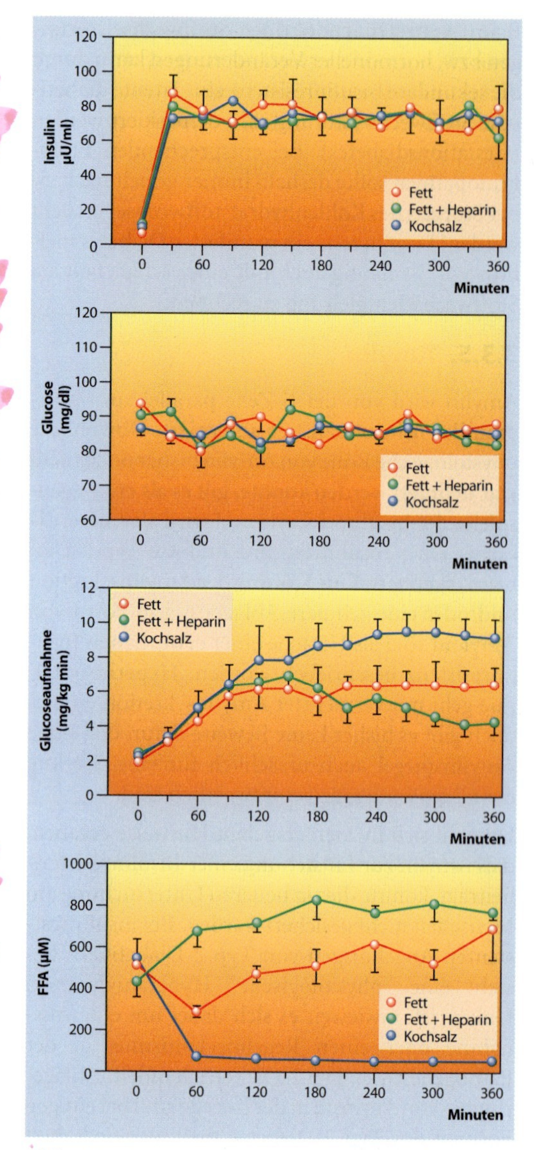

Abb. 3.4: Seruminsulin, Glucose, freie Fettsäuren (FFA) und die Glucoseaufnahme bei Gesunden im euglycämischen Clamp bei hohem und niedrigem FFA-Spiegel (31).

Insulinresistenz tritt bei Typ 2-Diabetes primär als Folge eines Defekts im nicht-oxidativen Glucosestoffwechsel auf und ist durch eine Steigerung der Synthese und einer Verringerung im Abbau von VLDL (Very low density-Lipoprotein) gekennzeichnet. Dabei entstehen triglyceridreiche Lipoproteine (Hypertriglyceridämie) mit einem hohem Anteil an atherogenen IDL (intermediate-density-lipoprotein), die mit einer sekundären Insulinresistenz und einer verringerten nicht-oxidativen Glucoseverwertung einhergehen. Ungeklärt ist, ob die Hypertriglyceridämie die Insulinresistenz verursacht oder lediglich verstärkt (229).

Eine Insulinresistenz ist auch bei Nicht-Diabetikern, bei Über- und bei Normalgewicht, mit einer endogenen primären Hypertriglyceridämie zu beobachten. Als Ursache dafür wird ein *Substratwettbewerb* zwischen Glucose und Lipiden vermutet, der aber in seiner Bedeutung nicht unumstritten ist, da er nach WIDEN (1992) bisher nicht bewiesen werden konnte.

3.3.8. Glucosetoxizität

Hohe Blutzuckerspiegel per se haben einen negativen aber reversiblen Effekt auf die Insulinsekretion und Wirkung an peripheren Geweben. Der Mechanismus dieser Glucosetoxizität-induzierten Insulinresistenz beruht auf Veränderungen des Hexosamin-Stoffwechsels, in den vermehrt Glucose aus der Glykolyse umgeleitet wird und zur Bildung anderer Hexosamin-Produkte führt. Diese verringern die Aktivität des insulinstimulierten Glucosetransports und der Translokation von GLUT4 (Glucose-Tansportprotein). Für die Insulinresistenz beim Menschen ist dies von großer Relevanz, da bei Typ 2-Diabetikern bereits eine gesteigerte Enzymaktivität des Hexosaminstoffwechsels im Skelettmuskel mit Insulinresistenz nachgewiesen werden konnte. Bei Typ 1-Diabetes ist die chronische Hyperglykämie Hauptursache für eine periphere Insulinresistenz

Erhöhte Blutzuckerspiegel führen nach einer Dauer von 24 Stunden zu einer sekundären Insulinresistenz (265), die durch eine Verringerung der Hyperglykämie durch nutritive Faktoren (Hafertag) sowie durch alle antidiabetischen Medikamente jedoch reversibel ist, was in der Therapie sehr effektiv genutzt werden kann.

3.4. Zelluläre Defekte der Insulinwirkung

Pathogenese der Insulinresistenz:

- Störung der Rezeptorstruktur(Typ A)
- Störung der Rezeptorfunktion
- Membrandefekte
- Postrezeptor-Defekt

3.4.1. Insulinrezeptor

Der Insulinrezeptor hat zwei fundamentale Eigenschaften:

- die Selektion des Insulins durch seine spezifische Bindung mit hoher Affinität und
- der Informationstranfer, der in der Zielzelle Transport-, Stoffwechsel- und Wachstumseffekte auslöst (76)

Störungen am Insulinrezeptor können in vielfältiger Weise zur Entstehung einer Insulinresistenz beitragen. Aus klinischer Sicht ist dies am häufigsten in Form einer sekundären, erworbenen und meist reversiblen Insulinresistenz als Folge von "life style changes", wie sie in unserer Wohlstandsgesellschaft mit Bewegungsmangel, Überernährung und Adipositas auftreten. Hier liegt eine Störung auf der Ebene der Rezeptorregulation vor (☞ Abb. 3.5).

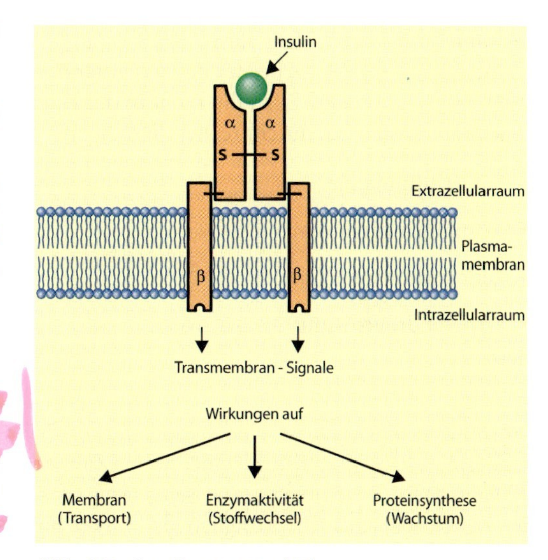

Abb. 3.5: Insulinrezeptor (67).

Der Insulinrezeptor ist ein heterotetramerisches multifunktionales Membranglykoprotein mit unterschiedlichen Domänen und Untereinheiten. Zwei α-Einheiten liegen außerhalb der Membran und sind durch Disulfidbrücken mit zwei transmembranöse β-Einheiten verbunden sind. Insulin bindet an den α-Teil, wobei die Isoform A jedoch gegenüber B eine zweifach höhere Affinität für Insulin aufweist. Dadurch wird eine Konformationsänderungen ausgelöst, die auf den β-Teil übertragen werden kann (128;109).

Durch die Transduktion des Insulinsignals durch die Zellmembran wird das Enzym Tyrosinkinase aktiviert und eine Autophosphorylierung der intrazellulären Region der β- Untereinheit eingeleitet. Der Insulinrezeptor funktioniert somit im Sinne eines Insulin-aktivierten Enzyms, das eine Postkinase-Signalkette aus zahlreichen Schlüsselproteinen startet und in der Folge dadurch unterschiedliche Zellbestandteile wie Cytoplasma, Kern und Mitochondrien aktiviert.

3.4.1.1. Störungen der Insulinrezeptorstruktur

Die Expression des Insulinrezeptors kann in verschiedenen insulinabhängigen Geweben unterschiedlich ausgeprägt sein. Beim klassischen **Typ A der Insulinresistenz** besteht ein durch Genmutation verursachter Strukturdefekt, der die Autophosphorylierung und Aktivierung der Tyrosinkinase durch Insulin verhindert. Dieser seltene, dominant vererbbare Defekt führt zu einer ausgeprägten Insulinresistenz, bei der unter Umständen auch mehr als 100.000 E Insulin nicht in der Lage sind, die Resistenz zu durchbrechen und die mit

- Hyperinsulinämie
- Acanthosis nigricans
- Leprechaunismus und
- Hyperandrogenismus

einhergeht (171;81).

Acanthosis nigricans ist eine hyperkeratotische epidermale Papillomatose mit einer hohen Zahl an Melanocyten. Sie tritt vorzugsweise an Beugestellen des Körpers auf. Ursprünglich als Marker für maligne Neoplasien identifiziert, ist die Acanthosis heute vor allem wegen ihrer Verbindung zu einer ausgeprägten Insulinresistenz von Interesse. Acanthosis nigricans ist bei allen Fällen einer schweren *kongenitalen* Insulinresistenz zu beobachten, während sie bei einer *erworbenen* Insulinresistenz nur sehr selten zu finden ist. Bei Insulinmangel hingegen wurde sie bisher noch nie beschrieben. Unter einer Behandlung mit dem Insulin-like-growth factor (IGF1) kann eine teilweise Rückbildung erreicht werden. Die Pathogenese der Erkrankung muß jedoch bisher als ungeklärt gelten.

3.4.1.2. Störungen der Insulinrezeptorfunktion

Der menschliche Insulinrezeptor besteht aus zwei Isoformen, die in einem Gewebe-spezifischen Muster auftreten und in Bezug auf die Insulinresistenz ihre Affinität verändern können. Mit einer Halblebenszeit von 7-12 Stunden kann der Rezeptor durch Internalisierung des Insulin/Rezeptorkomplexes von der Zelloberfläche entfernt werden und abgebaut oder in die Membran rezyklisiert werden. Dadurch kann auch die Insulin-induzierte Downregulation von Rezeptoren mit zellulärer Desensibilisierung gegen Insulin eingeleitet werden (sekundäre Insulinresistenz). Bei einer Insulinresistenz mit reaktiver Hyperinsulinämie wird die Isoform A mit primär höherer Insulinaffinität runter reguliert, während ein sekundärer relativer Anstieg der Aktivität und Zahl der Rezeptor-Isoform B auftritt. In der Skelettmuskulatur von Typ 2-Diabetikern war dies 1993 von KELLERER erstmals nachgewiesen worden.

Ein 50 %-iger **Verlust (Zerstörung) des Insulinrezeptors** führt im Tierversuch bei "knockout" Mäusen zu einem manifesten Diabetes (40,41). Inzwischen konnten weit mehr als zwanzig Punktmutationen auf der α- und β-Untereinheit der Insulinrezeptorstruktur mit unterschiedlichen Funktionsstörungen als Ursache einer gestörten Glucoseverwertung und Insulinresistenz identifiziert werden.

Das Insulinresistenz-Syndrom Typ B ist Folge von IgG-Autoantikörpern gegen den Insulinrezeptor. Hier bilden sich, ähnlich wie beim Morbus Basedow oder der Myasthenia gravis, Autoantikörper gegen Zelloberflächenrezeptoren. Auch hier findet sich häufig eine Acanthosis nigricans. Bei Patienten mit Lupus erythematodes und Insulinantikörper können täglich bis zu 150.000 E Insulin benötigt werden, die aber nach Cortison eine gute Rückbildung der Insulinresistenz zeigen. Paradoxerweise können durch eine insulinomimetische Wirkung von IgG-Antikörpern am Insulinrezeptor aber auch Hypoglykämien auftreten.

Eine weitere Störung in der Insulinrezeptorfunktion wurde bei einer verringerten Autophosphorylierung und erhöhter Insulinresistenz bei Typ 2-Diabetikern beobachtet (8). Die Ursache dafür ist jedoch eher sekundär und reversibel und als Folge der Stoffwechselstörung, das heißt, der Hyperglykämie und Hyperinsulinämie, und nicht in einer Mutation des Insulinrezeptor Gens zu sehen.

Als Insulinrezeptor Substrat für die Autophosphorylierung und zur Phosphorylierung anderer zellulärer Substrate dient ein intrazelluläres Protein (IRS) mit mindestens vier unterschiedlichen Formen, die eine weite Aufteilung bei den unterschiedlichen Wegen der Signalübertragung für Insulin ermöglichen.

3.4.2. Postrezeptordefekt

Eine primäre Insulinresistenz auf dem Boden eines Postrezeptordefektes ist, neben der Funktionsstörung der pankreatischen β-Zelle, die häufigste endogene, genetisch determinierte Ursache beim Typ 2-Diabetes mellitus. Die molekularbiologische Ursache dieser primären Insulinresistenz an peripheren Geweben ist bisher nur fragmentarisch aufgeklärt und beruht auf einer Störungen im Postrezeptorbereich der Zelle, bei der die Signaltransduktion an unterschiedlichen Schaltstellen gestört sein kann.

3.4.2.1. Insulinrezeptor Substrat (IRS)

IRS war das erste bekannt gewordene Substrat des Insulinrezeptors. Es hat verbindende Funktionen zwischen dem Insulinrezeptor und anderen zellulären Substraten. Eine Hauptaufgabe ist dabei die Aktivierung der PI 3-Kinase (Phosphatidyl-Inositol 3-Kinase), welches zusammen mit PKB (Protein Kinase B) ein zentrales Schaltstelle für zahlreiche zelluläre Insulineffekte darstellt und auch zur Aktivierung und Translokation des wichtigen Glucosetransport Proteins (GLUT 4) führt.

Eine gezielte Unterbrechung des IRS-1 Gens führt bei Mäusen zu einer gesteigerten Insulinresistenz, aber nicht zu einem manifesten Diabetes (238).In Zellmodellen wurde nach Mutation (codon 972) des IRS-1 Gens eine gestörte Insulinsignalübertragung beschrieben, die vermuten läßt, daß dieser Vorgang auch zur Entstehung einer Insulinresistenz bei normaler und diabetischer Population beitragen kann (1). Erste klinische Beobachtungen bestätigen eine verminderte Aktivität und Expression von PI 3-Kinase und PKB bei Insulinresistenz und Typ 2-Diabetes mellitus (97;28;144). Andere Beobachtungen lassen hingegen vermuten, daß dieser Polymorphismus nicht geeignet ist, eine Insulinresistenz vorherzusagen (140) (☞ Abb. 3.6).

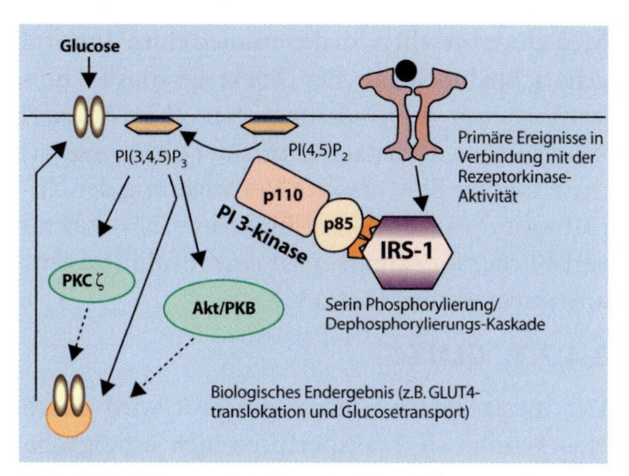

Abb. 3.6: Wege der Insulin-Signalübertragung im Skelettmuskel (270).

Auch andere Punktmutationen an Molekülen der Insulin Signaltransduktion wie PI 3-kinase und PKB führen nicht zu einem manifesten Diabetes oder einer Insulinresistenz. Wenn diese Mutationen jedoch in seltenen Fällen in homozygoter Form auftreten, oder mit Mutationen anderer Proteine oder einer Funktionsstörung des Insulinrezeptors einhergehen, kann diese Kombination letztendlich doch zur Insulinresistenz und einem Typ 2-Diabetes führen.

Faszinierend sind erste Befunde von WITHERS (1998), der an IRS-2 "knock-out" Mäusen, ganz im Sinne eines Typ 2-Diabetes beim Menschen, sowohl eine Insulinresistenz als auch eine Störung der β-Zellfunktion mit Hyperglykämie beobachten konnte. Damit konnte zum ersten mal wahrscheinlich ***eine gemeinsame Ursache*** *für die beiden pathogenetischen Ursachen des Typ 2-Diabetes erbracht werden!*

3.4.2.2. Glykogensynthese

Bei der Signaltransduktion im Postrezeptorbereich wird auch die Glykogensynthese durch die Bindung von Insulin am Rezeptor ausgelöst. Dieser Effekt wird durch die Protein Kinase B (PKB) vermittelt, welche auch für die Translokation von GLUT4, die Glykolyse und Proteinsynthese mitverantwortlich ist. Eine Störung der Glykogensynthese gilt als früher pathogenetischer Mechanismus bei Typ 2-Diabetes.

Insulinresistenz ist assoziiert mit einer verringerten Reaktion der Glykogensynthase auf einen Insulinreiz im peripheren Muskelgewebe(33;223). Der Mechanismus, durch den Insulin die Glykogensynthase beeinflußt, wird in verschiedenen

Mediatoren gesehen, zu denen auch **chiro-Inositol** gehört. Ein biochemischer Defekt der Inositol Biosynthese mit Verringerung von chiro-Inositol kann so zum Aktivitätsverlusts der Glykogensynthase führen. Eine massive Verringerung der chiro-Inositol Ausscheidung im Urin (135) darf als verläßlicher Indexmarker für eine Insulinresistenz angesehen werden (236;146).

3.4.2.3. GLUT4

Der intrazelluläre Glucosetransport wird durch eine Familie an Transportproteinen ermöglicht, die als GLUT1-5 gewebespezifisch exprimiert und reguliert werden. GLUT4 wird durch PI 3-kinase und PKB aktiviert und zur Zellmembran transloziert. Sie ist verantwortlich für den Insulin-regulierten Transport von Glucose durch die für Kohlenhydrate ansonsten undurchgängigen Zellmembranen im Fett- und vor allem im Muskelgewebe.

Neueste Befunde weisen daraufhin, daß eine Beeinträchtigung des Insulin-stimulierten intrazellulären Glucosetransportes für die Insulinresistenz und für die Störung der Glykogensynthese bei Typ 2-Diabetes verantwortlich sein kann (49). Bei einer Veränderung der GLUT4 Gens konnte bei Mäusen eine schwere Insulinresistenz nachgewiesen werden (206).

Beim Menschen sind Polymorphismen im GLUT4 Gen jedoch sehr selten und finden sich bei Diabetikern nicht häufiger als bei Nichtdiabetikern. Eine verminderte Produktion von GLUT4 kann zumindest bei Adipositas und Typ 2-Diabetes deshalb nicht als eine wesentliche Ursache einer Insulinresistenz angenommen werden. Vielmehr werden Störungen in der Translokation und/oder in der Funktion der GLUT4 Vesikel angenommen, die durch spezielle Proteine wie VAMP-2 (vesicle-associated membrane protein-2) und SNAR (soluble N-ethylmaleimide attachment protein receptor) vermittelt werden. Veränderungen dieser Proteine konnten jetzt als Ursache der Translokationsstörung von GLUT4 bei Insulinresistenz nachgewiesen werden (160) (☞ Abb. 3.7).

Eine Störung der GLUT4-Translokation kann unter dem Bild einer Insulinresistenz durch einen hohen Spiegel an Freien Fettsäuren im Blut, durch eine chronische Hyperglykämie (Glucosetoxizität) oder durch eine fettreiche Ernährung mit einer Verringerung der Glucoseaufnahme auftreten. Eine vermehrte GLUT4 Produktion (etwa durch körperliches Training) kann diesen Defekt kompensieren und die gestörte Insulinempfindlichkeit wieder normalisieren.

3.4.2.4. Tumor Nekrose Faktor alpha (TNFα)

Bei der Entwicklung einer Postrezeptor-Insulinresistenz in Muskel- und Fettgewebe spielt TNFα eine wichtige Rolle. TNFα phosphoryliert Serinanteile des Insulinzeptorsubstrats IRS-1 und leitet dadurch die Transduktion des Insulinsignals um. Eine Inaktivierung von TNFα durch monoklonale Antikörper verbessert die Insulinempfindlichkeit bei Zucker-Ratten. Bei Typ 2-Diabetikern jedoch führt sich nicht zu einer Verbesserung der Insulinresistenz. Für die Entwicklung eines Typ 2-Diabe-

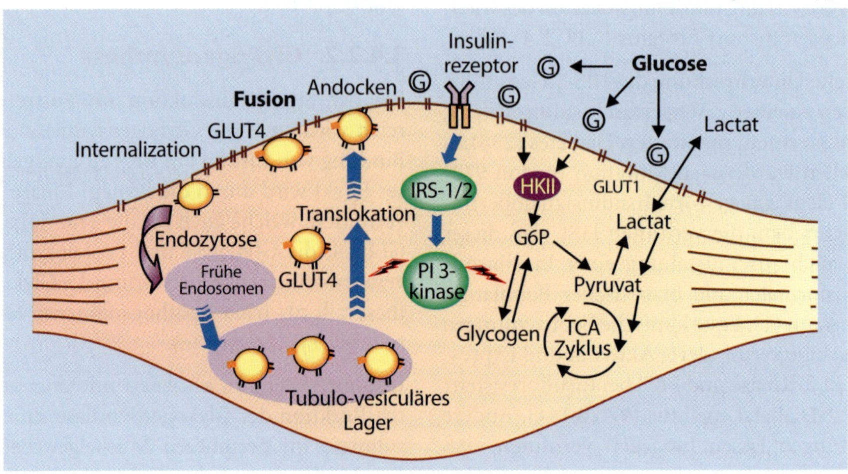

Abb. 3.7: Arbeitshypothese des zellulären Glucosetransporters (GLUT4) (270).

tes scheint TNFα damit keine vorrangige Bedeutung zu haben (271).

Die Wirkung von TNFα auf die Insulinresistenz geschieht nach neuesten Befunden nicht, wie lange vermutet, über eine Beeinflussung der GLUT-4 Expression, sondern über eine direkte Deaktivierung der Insulinrezeptoraktivität und der Signalweitergabe (118). Die Rolle einer TNFα-Resistenz von Adipocyten für die Pathophysiologie der Adipositas und das Verständnis einer Insulinresistenz wurde kürzlich in einer Übersicht von CSEH (2000) neu diskutiert.

Zusätzliche indirekte Mediatoren der TNFα induzierten Insulinresistenz werden aber auch in Form von freien Fettsäuren, Serumtriglyceriden und Leptin vermutet. TNFα ist damit ein typisches Beispiel für ein Signalmoleküle (Adipokin), das, ähnlich wie PPARγ, Informationen aus den Adipocyten auf den Muskelstoffwechsel überträgt und dadurch die Insulinempfindlichkeit beeinflußt. Mit TNFα scheint auch das Bindeglied vorzuliegen, das sowohl die Insulinresistenz als auch die Bildung von Carcinomen beeinflussen kann.

3.4.2.5. PPARγ (peroxisome proliferator-activated receptors)

PPAR-Rezeptoren finden sich am Zellkern und können durch natürliche Fettsäuren, sowie deren Stoffwechselderivate, aber auch durch Medikamente (Thiazolidindione) aktiviert werden. PPAR-Rezeptoren haben eine modulare Struktur, die aus zahlreichen Domänen mit unterschiedlichen Funktionen besteht. Sie übertragen Information aus dem Bereich der Ernährung, des Stoffwechsels sowie pharmakologische Reize in Veränderungen der Genexpression und Gentranskription mit Auswirkung auf die Carcinogenese, Entzündung, Atherosklerose und Immunmodulation. Der PPARγ-Rezeptor ist ein Transkriptionsfaktor, der die Expression zahlreicher Gene kontrolliert. Polymorphismen des PPARγ-Rezeptors scheinen direkt verantworlich zu sein für eine verbesserte Insulinsensitivität. PPARγ besitzt eine Schlüsselrolle in der Adipogenese und stimuliert die Differenzierung von Adipocyten aus Vorläuferzellen (Adipoblasten). PPARγ verbindet Komponenten des zellulären-, des Gewebe- und des Gesamtkörperbereichs mit dem Energiestoffwechsel (10).

PPARγ wird heute als eines der wichtigsten Stoffwechsel-Gene angesehen. In Bezug auf das "thrifty gen" beim Metabolischen Syndrom (☞ Kap. 4.1.) und die Eigenschaft, Fett zum Überleben zu speichern, wird PPARγ auch als das "ultimate thrifty gen" in der menschlichen Entwicklungsgeschichte und Überlebensstrategie angesehen (10).

Vor allem die gleichzeitige Rolle bei der Adipogenese und der Sensibilisierung gegenüber Insulin machen PPARγ zu einem wichtigen Bestandteil im Verständnis der Postrezeptor-Insulinresistenz. PPARγ finden sich vorrangig im Fettgewebe, stimuliert die Adipogenese, verbessert die Insulinempfindlichkeit, wird aber nicht durch Insulin exprimiert (145). In der Muskulatur beträgt die PPARγ Expression nur 10 %, kann aber bei Übergewicht deutlich zunehmen.

Die gesteigerte Adipogenese und eine gleichzeitig verbesserte Insulinempfindlichkeit durch PPARγ erscheinen auf den ersten Blick widersprüchlich. Sie deuten jedoch daraufhin, daß die ausgeprägte Energieablagerung in den Fettzellen offensichtlich in der Lage ist, die Insulinwirksamkeit zu erhöhen (10). Unklar ist, wie PPARγ die Insulinempfindlichkeit der Skelettmuskulatur beeinflußt. Denkbar wäre, daß Adipocytensignale die Insulinwirkung erhöhen, so wie umgekehrt TNFα über eine Beeinflussung der Insulinsignal-Transduktion die Insulinresistenz verstärkt.

Eine zweite Gruppe an Mediatoren, die die Insulinempfindlichkeit der Muskulatur erhöhen können, sind Fettsäuren. Sie werden unter PPARγ-Agonisten in Form einer gesteigerten "Fettsäure-Clearance" vermehrt in den Fettzellen zur Adipogenese verwendet und führen so zu einer gesteigerten Insulinempfindlichkeit (195).

PPARγ-Rezeptoren stellen heute ein wichtiges therapeutisches Ziel in der Behandlung der Insulinresistenz dar. Viele Effekte scheinen aber noch unklar. Insbesondere die Rolle von PPARγ bei der Zellproliferation und Differenzierung bedarf weiterer Abklärung (10)!

3.4.2.6. Mitochondriale Defekte

Mitochondrien kommen in fast allen Zellen des menschlichen Organismus vor und spielen eine entscheidend Rolle im Energiestoffwechsel, insbesondere bei der oxidativen Phosphorylierung und der ATP-Produktion. Sie nehmen unter den Zellorganellen eine Sonderstellung ein, da sie als einzige neben dem Zellkern genetisches Material enthalten.

Inzwischen sind mehr als ein hundert Erkrankungen bekannt, bei denen Defekte der Mitochondrienfunktion eine Rolle spielen. 1988 kam es zu einem Durchbruch im Verständnis der mitochondrialen Erkrankungen, als zum ersten Mal Mutationen im Mitochondriengenom mit mitochondrialen Zytopathien in Verbindung gebracht wurden (117). Zu diesen Mutationen zählen Punktmutationen, Deletionen und Duplikationen.

PAVLAKIS beschrieb 1984 erstmals Patienten mit einer mitochondrialen Enzephalopathie, Laktatazidose und "stroke-like episodes" und faßte dies zu dem Akronym **MELAS** zusammen. 1990 fanden GOTO und KOBAYASHI unabhängig voneinander bei MELAS-Patienten eine Punktmutation der mitochondrialen DNA im Gen für die transfer-RNA. In den folgenden Jahren wurde Diabetes mellitus wiederholt als "Symptom" bei Veränderungen der mitochondrialen DNA (mtDNA) beschrieben (65;107). Vor allem die 3243-Mutation hat in den letzten Jahren immer wieder das Interesse der Diabetesforschung auf sich gelenkt. Unter zufällig ausgewählten Diabetikern zeigten sich, je nach Anlage der Studie, zwischen 0,5 und 2 % der Patienten mit einer 3243-Mutation (111). Bei Diabetikern mit positiver Familienanamnese für Diabetes waren bis zu 10 % Träger dieser Genveränderung (93)

Diabetiker, die Träger einer Mutation der mtDNA sind, zeigen sowohl Merkmale des Typ 1-, als auch des Typ 2-Diabetes. Bei einigen dieser Patienten konnte neben einer Störung der β-Zellfunktion auch eine periphere Insulinresistenz nachgewiesen werden (126). BECKER und Mitarbeiter (1998) konnten in einer Untersuchung an neun Patienten mit 3243-Mutation und noch normaler Glucosetoleranz zeigen, daß bei vier Betroffenen bereits eine Insulinresistenz vorlag, aber bei normaler Glucosetoleranz noch keine Störung der Insulinsekretion bestand. Ähnliche Befunde wurden von GEBHART (1996) berichtet, der bei Patienten mit mitochondrialer DNA Mutation eine hohe Insulinresistenz bei niedrigem Insulin Sensitivitäts-Index nachweisen konnte, lange bevor es zu einer Störung der Insulinsekretion kam.

Bei einer Diabetesmanifestation in jüngeren Jahren (< 40 Jahre) und dem gleichzeitigem Vorliegen von Schwerhörigkeit und neurologischen Erkrankungen sowie einer positiven mütterlichen Familienanamnese, sollte grundsätzlich an ein MELAS-Syndroms mit Diabetes gedacht werden. Erhöhte Laktatwerte sind ein erster laborchemischer Hinweis auf diesen Defekt.

Bei einem Behandlungsversuch von Einzelfällen mit dem Coenzym Q (Ubichinon) konnte bisher keine Verbesserung der diabetischen Stoffwechsellage erreicht werden.

3.5. Organische Ursachen einer Insulinresistenz

Insulin reguliert nicht nur die Glucoseaufnahme der Skelettmuskulatur, sondern auch die Lipolyse des Fettgewebes und die hepatische Glucoseproduktion. Bei der Suche nach organischen Ursachen der Insulinresistenz müssen daher die Veränderungen aller drei Organe besprochen werden. Im physiologischen Bereich der Seruminsulinkonzentration (5-50 μE/ml) ist die Lipolyse am empfindlichsten gegenüber Insulin, gefolgt von der hepatischen Glucoseproduktion. Weit abgeschlagen zeigt die Glucoseaufnahme der Muskulatur die geringste Insulinsensitivität.

Anders hingegen bei manifestem Diabetes mellitus, wo alle drei Organsysteme ein ähnliches Ausmaß an Insulinempfindlichkeit aufweisen. Wiederum anders bei der gestörten Glucosetoleranz (IGT). Hier findet sich eine gestörte Insulinwirkung für die Glucoseaufnahme und Lipolyse, während die Daten für die Glucoseproduktion sich in Abhängigkeit vom Insulinspiegel verhalten (27;234) (☞ Abb. 3.8).

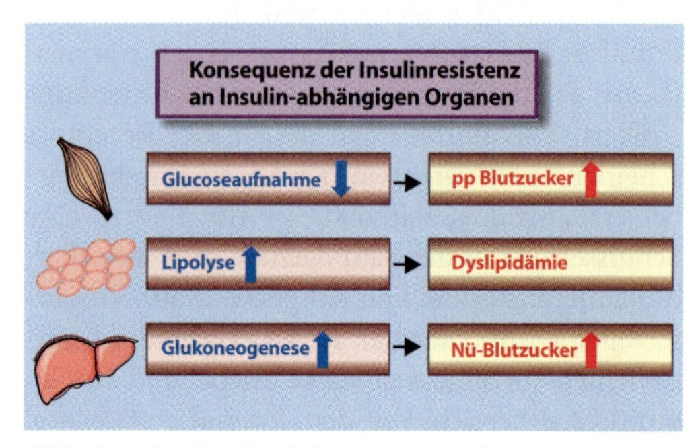

Abb. 3.8: Pathophysiologie der Insulinresistenz.

3.5.1. Fettgewebe

Lipolyse entsteht bei Insulinmangel oder einer Insulinresistenz. Als Folge der Lipolyse kommt es, mit dem Anstieg von Glycerin und von freien Fettsäuren im Blut zu einer Insulinresistenz der Skelettmuskulatur sowie einer erhöhten endogenen Glucoseproduktion durch die Leber mit folgenschwerer Beeinträchtigung der Glucohomöostase. Möglicherweise ist das Fettgewebe auch der primäre Ort für einen Defekt, der zur Insulinresistenz und letztendlich zum Typ 2-Diabetes mellitus führt.

Die Neigung des Fettgewebes zur Lipolyse bei Insulinresistenz wird maßgeblich von der anatomischen Lage bestimmt. Besonders das viszerale Fett bei androider Stammfettsucht hat eine hohe Neigung zur Adrenalin-induzierten Lipolyse. Dies wird sowohl durch die hohe Zahl, als auch durch die gesteigerte Affinität der Insulinrezeptoren im viszeralen Fettgewebes verursacht. Bedingt durch den kurzen Weg der Lipolyseprodukte zur Leber, ist die hepatische Glucoseproduktion bei viszeraler Adipositas besonders stark ausgeprägt. Die Insulinresistenz korreliert deshalb im Sinne des Metabolischen Syndroms viel stärker mit einer Störung der Glucohomöostase und dem Auftreten eines Diabetes mellitus als bei peripherer (gynäkoide) Fettsucht.

Ein anderer Aspekt der gesteigerten Insulinresistenz und der sich daraus ergebenden hohen Lipolysrate von viszeralem Fettgewebe ist im Sinne des "thrifty genotype" (176) als positiver Selektionsmechanismus in der menschlichen Entwicklungsgeschicht zu sehen. Nur mit einer schnellen Lipolyserate (durch viscerales Fett) ist die rasche Bereitstellung von Energie unter gleichzeitiger Schonung der Proteinreserven im Skelettmuskel als Überlebensstrategie auch in Hungerzeiten gesichert.

3.5.2. Periphere Muskulatur

Die Skelettmuskulatur ist der wichtigste Ort der Insulin-vermittelten Glucoseverwertung(> 80 %). Der primäre Defekt bei Personen, die einen Typ 2-Diabetes entwickeln ist eine endogene (intrinsic) Insulinresistenz des Muskelgewebes (24). Sowohl der nichtoxidative Glucosestoffwechsel als auch die Glykogenspeicherung sind als Folge einer verringerten Aktivität des Enzyms Glykogensynthase reduziert. Variationen in der Rate der Insulin-stimulierten Glykogensynthese im Muskel sind für die Unterschiede der Insulinempfindlichkeit und der Insulinresistenz bei gesunden Menschen in verschiedener Weise verantwortlich. Dabei muß zwischen der Glucoseextraktion durch das Gewebe und seiner hämodynamischen Wirkung unterschieden werden.

Bei Insulinmangel (Typ 1-Diabetes) ist sowohl eine Störung des Insulin-vermittelten-, als auch des **Glucose-vermittelten Blutflusses** zum Muskel zu beobachten und ergibt einen weiteren und wichtigen Mechanismus zum Verständnis der Insulinresistenz in vivo (15).

DEFRONZO (58,60) konnte mit einer "Triple tracer methode" zeigen, daß

- *akute Störungen* der Insulinsensitivität durch Störungen der Translokation des Glucosetransportproteins GLUT4,
- *subakute Störungen* durch Veränderungen der Glykogensynthase und
- *chronische Störungen* durch eine Beeinflussung der Hexokinase II

verursacht werden. Nach YKI-JÄRVINEN(1990) ist der limitierende Faktor bei der Glucoseaufnahme, auch bei einer Insulinresistenz, aber letztendlich auf der Ebene des Transportersystems zu suchen.

Ein zusätzlicher Faktor, der die Insulinresistenz der Skelettmuskulatur bestimmt ist die physikochemische **Zusammensetzung der Muskelmembran.** Mit steigendem Anteil an vielfach ungesättigten Fettsäuren (PUFA) steigen die Zahl an Insulinrezeptoren und die Wirksamkeit des Insulins. Erste Hinweise lassen auch vermuten, daß der intramyocelluläre Triglyceridgehalt für die Insulinresistenz des menschlichen Muskelgewebes mitverantwortlich ist.

Der umgekehrte Effekte, nämlich eine Zunahme der Insulinresistenz, tritt auf, wenn sich die Menge an gesättigten Fettsäuren (SFA) in der Muskelmembran erhöht. Insulinresistenz als Folge einer fettreichen Ernährung kann verhindert werden, wenn zusätzlich ω-3 PUFA verabreicht werden. Der Quotient aus ω-6 PUFA und SFA kann damit beim Menschen die Insulinempfindlichkeit der Muskulatur wesentlich beeinflussen (35).

Molekulare Grundlagen der Insulinresistenz

Vor allem die letzten Jahre haben die Aufklärung der molekularen Basis für die Insulinresistenz der Skelettmuskulatur wesentlich vorangebracht. Bei der Signaltransduktion im Postrezeptorbereich der Muskelzelle werden durch Insulin vorrangig die beiden Rezeptorsubstrate IRS-1 und IRS-2 exprimiert, die als Verbindungsproteine für PI (phosphatidylinositol) 3-kinase wirken, dem Schlüsselmolekül für den Glucosetransport. Über eine bisher noch nicht gesicherte Verbindung (Serinkinase ?) wird dann das Glucosetransportprotein GLUT4 an die Plasmamembran translociert. Nach dem heutigen Stand der Kenntnisse dürfte in diesem Vorgang auch der wesentliche molekulare Defekt der muskulären Insulinresistenz zu suchen sein (90).

Neben Insulin kann auch **körperliche Aktivität** den Glucosetransport in die Muskelzelle fördern (☞ auch Kap. 6.3.). Regelmäßige körperliche Betätigung führt zu einer Verbesserung der muskulären Insulinempfindlichkeit. Kandidaten, die dies auf molekularer Ebene verständlich machen, sind GLUT4, Hexokinase II und die Glykogensynthaseaktivität. Muskelkontraktionen führen zu einer Aktivierung einer mitogen-aktivierten Proteinekinase(MAP)-Kaskade (98), die insbesondere zu einer Überexpression von GLUT4 als Schlüssel und Hauptregulator des Glucosetransports führt.

Mit dem wachsenden Verständnis auch der molekularen Vorgänge im Muskelgewebe, wird damit erneut die Bedeutung körperlicher Aktivität als therapeutische Strategie zur Prävention und Therapie der Insulinresistenz unterstrichen (270).

Insulinresistenz des Muskels als "thrifty genotype"?

Eine interessante Diskussion über die entwicklungsgeschichtliche Bedeutung der Insulinresistenz wurde zwischen NEEL (1962) mit der Hypothese eines Armutsgens (thrifty genotype) und CAHILL mit der Vorstellung einer gezielten Muskelprotektion ausgetragen. Beide Autoren sehen in der Insulinresistenz einen positiven Selektionsmechanismus in der menschlichen Entwicklungsgeschichte. Während jedoch NEEL davon ausgeht, daß Insulinresistenz wichtig sei, um zugeführte Nahrung mit maximaler Effizienz zu verstoffwechseln und Fettdepots in Form der Stammfettsucht beim Metabolischen Syndrom anzulegen, scheint für CAHILL vor allem die muskuläre Insulinresistenz von entscheidender Bedeutung, um in Hungerzeiten soviel Muskelprotein wie möglich zu konservieren und so die Chancen zum Überleben zu vergrößern (199).

Letztendlich helfen solche scheinbar kontroversen Vorstellungen aber, die Bedeutung der muskulären Insulinresistenz auch im größeren Rahmen zu verstehen und so das Spektrum weiterer Untersuchungen zu vergrößern. Nur so dürften wir zukünftig in der Lage sein, die Grundlagen zu verbreitern, die für eine wirkungsvolle Prävention und Therapie dieser, für die zivilisierte Menschheit so wichtigen Stoffwechselstörung notwendig sind.

3.5.3. Leberstoffwechsel

Insulin kontrolliert die Glucoseabgabe der Leber und trägt so zur Glucohomöostase bei. Dieser Effekt hängt jedoch vom systemischen- und nicht vom portalen Insulinspiegel ab. Schon früh wurde deshalb vermutet, daß der primäre Schritt der Insulinwirkung auf den Leberstoffwechsel von einem peripheren Gewebe, dem Fettgewebe bestimmt wird. Die strenge Korrelation von freien Fettsäuren im Blut und der hepatischen Glucoseproduktion, scheint dies zu bestätigen.

Viszerale Adipositas (Stammfettsucht) verursacht eine hepatische Insulinresistenz, die zumindest teilweise als Folge der erhöhten Fettsäuren im Portalvenenblut verstanden wird. Gleichzeitig kommt es jedoch zu einer verminderten hepatischen Insulinclearance. Dies bewirkt, daß eine größere Menge an Insulin die Skelettmuskulatur erreicht und dort die Glucoseaufnahme stimuliert. Fettsäuren funktionieren dabei sowohl als Signalgeber als auch als metabolisches Substrat. Sie regulieren die Glucoseverwertung der peripheren Muskulatur und leiten wichtige Signale an die Leber weiter. Die Bedeutung der Konzentration von freien Fettsäuren in der Pfortader für die Leberfunktion kann so auch die hepatische Insulinresistenz bei viszeraler Stammfettsucht erklären (26).

Klinisches Erscheinungsbild der Insulinresistenz – Ursachen und Folgen

4. Klinisches Erscheinungsbild der Insulinresistenz – Ursachen und Folgen

4.1. Metabolisches Syndrom

Das Metabolische Syndrom ist gekennzeichnet durch das überdurchschnittlich häufig gemeinsame Auftreten von Hypertonie, Dyslipidämie, Typ 2-Diabetes und Stammfettsucht, für die nach den Vorstellungen von REAVEN (1988) eine angeborene, genetisch determinierte, familiär gehäuft auftretende primäre Insulinresistenz als gemeinsamer pathogenetischer Mechanismus verantwortlich ist (**Insulinresistenz-Syndrom**). Phänotypisch ist das Metabolische Syndrom, dessen Prävalenz in Deutschland zur Zeit mit 8 bis 12 Millionen geschätzt wird, geprägt durch eine intraabdominelle oder Stammfettsucht.

4.1.1. Stammfettsucht

Die viszerale- oder Stammfettsucht tritt vorrangig bei Männern in Erscheinung (androide Fettsucht) und ist charakterisiert durch einen erhöhten Taille/Hüftumfang (> 0.85 bei Frauen und > 1.0 bei Männern) und einer Hautfaltendicke subscapulär von mehr als 25 mm (☞ Abb. 4.1).

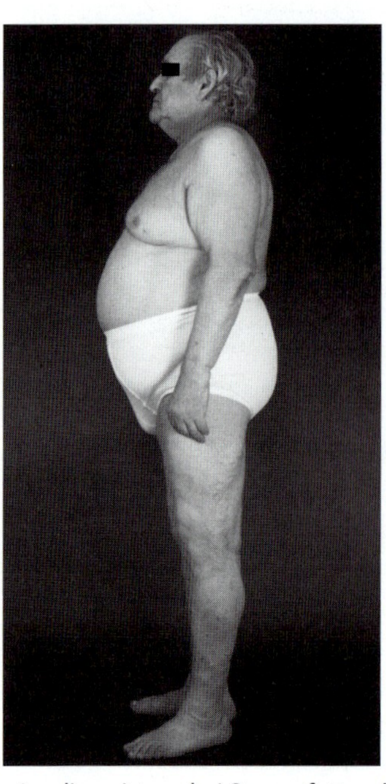

Abb. 4.1: Insulinresistenz bei Stammfettsucht.

Viszerales Fettgewebe zeichnet sich durch ein hohes Maß an Insulinresistenz aus. Dabei besteht eine starke Korrelation von gestörter Insulin-vermittelter Glucoseaufnahme und intraabdomineller, computertomographisch verifizierter Fettmasse (12). Die abdominellen Fettzellen sind vergrößert. Lipogenese und Lipolyse sind in diesen hypertrophen Adipocyten deutlich gesteigert. Das viszerale Fettgewebe ist metabolisch aktiver als peripheres Fettgewebe und reagiert schon auf geringe Lipolysereize (Katecholamine) mit einem deutlichen Anstieg der freien Fettsäuren (FFA) im Blut. Auf anatomisch kürzestem Wege werden diese in die Leber transportiert und verursachen eine verminderte hepatische Insulinextraktion und eine sekundäre Hyperinsulinämie, welche die Insulinresistenz weiter verstärkt. Obwohl überzeugend, kann die "FFA-Hypothese" alleine nicht alle Stoffwechselveränderungen bei viszeraler Adipositas und Insulinresistenz erklären. Hinzu kommt ein hoher Spiegel an Triglycerid-Lipaseaktivität mit niedrigem HDL-Cholesterin, sowie eine vergleichsweise geringe Zahl an Insulinrezeptoren bei abdominellen Fettzellen, welche die Entwicklung einer Resistenz fördern (☞ Tab. 4.1).

Biochemische Ursachen
• verringerte Lipoprotein-Lipaseaktivität • erhöhter FFA-Spiegel in der Pfortader (durch Katecholamin-sensitive) Lipolyse • Hyperinsulinämie als Folge einer verringerten Clearance in der Leber • Geringere Insulinrezeptorzahl der abdominellen Fettzellen
Evolutionäre Selektionsvorteile
• schnelle Energiebereitstellung einer Katecholamin-sensitiven Lipolyse • Wärmepolster
aber: erhöhtes atherogenes Risiko

Tab. 4.1: Biochemische Ursachen und evolutionäre Selektionsvorteile einer Insulinresistenz.

Neuere Befunde von BJÖRNTORP (1996) lassen vermuten, daß auch eine Störung im Muster der

Sexualhormone primär oder sekundär bei der Entstehung der Fettverteilung eine Rolle spielt. Hyperandrogene Frauen mit erhöhtem Sexualhormon-bindendem-Globulin (SHBG) und hohem Spiegel an freiem Testosteron, sowie Männer mit einem Mangel an Testosteron haben häufiger eine Stammfettsucht, **eine Insulinresistenz** und einen Typ 2-Diabetes. Ein verminderter Plasmatestosteronspiegel wurde auch als Prädiktor für eine viszerale, insulinresistente Stammfettsucht bei Japanern in den USA beschrieben. Durch die einmalige Gabe von Testosteron postnatal konnte BJÖRNTORP (1996) im Tierversuch eine lebenslange Insulinresistenz erreichen. Viszerale Adipositas mit Insulinresistenz ist ein komplexes Netz aus hormonellen- und Stoffwechsel- Interaktionen. Die Insulinresistenz ist dabei der zentrale Regulationsmechanismus, der die anatomische Fettverteilung, den Plasma-Lipidtransport und die begleitenden Risikofaktoren für die koronare Herzkrankheit miteinander verbindet. Interessanterweise geht aber bei Kindern die viszerale Adipositas nicht mit einer erhöhten Insulinresistenz einher.

Das klinische Bild der viszeralen Adipositas mit Insulinresistenz ähnelt dem Erscheinungsbild des Morbus Cushing. Es ist deshalb verständlich, daß bei geänderten Ziel- und Normwerten für Hormone der hypothalamisch-adrenalen Achse (HPA) unter diesen Bedingungen auch erhöhte Plasmacortisolwerte gemessen werden (191).

Durch Alkohol kann die Entstehung einer Stammfettsucht mit Insulinresistenz gefördert werden (Pseudo-Cushing-Syndrom). Auch führt die gesteigerte nutritive Zufuhr von Fett eher zur Ausbildung einer viszeralen Adipositas mit Insulinresistenz als zu einer peripheren (gynäkoiden) Fettsucht.

Die primäre (endogene) Insulinresistenz des Metabolischen Syndroms geht den metabolischen Veränderungen in der Entwicklung um Jahre bis Jahrzehnte voraus. Sie kann bei Betroffenen bereits in der Pubertät nachgewiesen werden, ist aber klinisch zu dieser Zeit meist noch nicht relevant. Schon früh kommt es jedoch zu einer sekundären kompensatorischen Hyperinsulinämie, die vor allem bei jüngeren Männern mit überkalorischer Ernährung, hohem Alkohol- und Fettkonsum sowie Bewegungsmangel eine Stammfettsucht fördert und zur Entstehung einer **sekundären (erworbenen) Insulinresistenz** beiträgt. Folgen in den kommenden Jahren dann die typischen metabolischen Störungen wie Dyslipidämie (Hypertriglyzeridämie) und Typ 2-Diabetes (Hyperglykämie), tritt zusätzlich eine **tertiäre (metabolische) Insulinresistenz** auf. Im Rahmen des Metabolischen Syndroms kann die Insulinresistenz somit gleichermaßen Folge und/oder Ursache von spezifischen Begleitsymptomen und Erkrankungen sein.

Wie erkennt man eine Insulinresistenz in der Praxis? Eine Insulinresistenz biochemisch korrekt zu bestimmen ist schwierig und teuer. Es gibt aber indirekte Marker der Insulinresistenz:

- Genetische Belastung
- Übergewicht
- Hypertonie
- Hyperlipidämie
- Postprandiale Hyperglykämie
- Erhöhte Triglyceride, vor allem postprandial

4.1.2. Insulinresistenz und Typ 2-Diabetes mellitus

Die Insulinresistenz stellt keinen essentiellen Bestandteil des Typ 1-Diabetes dar, kann aber beim Vorliegen einer schlechten Stoffwechselkontrolle sekundär in Erscheinung treten. Demgegenüber ist die Insulinresistenz bei Typ 2-Diabetes ein wesentlicher Bestandteil in der Pathogenese der Erkrankung.

Die Insulinresistenz betrifft zunächst Muskel und Fettgewebe und bedingt einen Anstieg des Blutzuckers und der Freie Fettsäuren. Durch die Glucose- und Lipotoxizität wird die Insulinresistenz zusätzlich verstärkt. Aber erst bei fortgeschrittener Erkrankung wird auch die Leber von der Insulinresistenz betroffen (60). Erst jetzt kommt es als Folge der gesteigerten hepatische Gluconeogenese und Glykogenolyse auch zu einem Anstieg der Blutzucker- Nüchternwerte.

Das Vorliegen einer Insulinresistenz kann immer dann angenommen werden, wenn ein latenter oder manifester Typ 2-Diabetes, vor allem mit Übergewicht besteht. In der San Antonio Studie (104) waren 92 % aller Typ 2-Diabetiker insulinresistent. Eine manifeste Erkrankung mit erhöhten (initial postprandialen) Blutzuckerwerten entsteht aber erst, wenn bei genetisch determinierter β-

Zelldysfunktion eine Verringerung des frühen Insulingipfels auftritt. Die frühe Insulinresistenz des Muskelgewebes ist für 85 % der postprandialen Glucoseverwertungsstörung verantwortlich. Unklar ist aber, was im Krankheitsverlauf zuerst wirksam wird, die Insulinresistenz oder die β-Zelldysfunktion (was ist Henne, was ist Ei?).

Eine primäre und/oder sekundäre Insulinresistenz mit reaktiver kompensatorischer Hyperinsulinämie und mit spätem Insulinanstieg (Insulinsekretionsstarre) bewirkt eine zusätzliche Belastung und schließlich "Erschöpfung" der genetisch vorgeschädigten endokrinen Pankreasfunktion. Während bei der Mehrzahl der Typ 2-Diabetiker eine mit Übergewicht, Bewegungsmangel und Alter erworbene, exogene Insulinresistenz dominiert, ist bei normalgewichtigen Typ 2-Diabetikern primär die β-Zelldysfunktion die Ursache der Hyperglykämie. Dennoch besteht auch hier eine ausgeprägte Insulinresistenz, die als Folge eines primären endogenen Postrezeptordefekts oder sekundär durch Störungen der Insulinkinetik mit Verlust der frühen Insulinanstiegs zu erklären ist.

4.1.3. Insulinresistenz bei Typ 1-Diabetes

Grundsätzlich können bei Typ 1 Diabetes zahlreiche Faktoren zur Entstehung einer Insulinresistenz beitragen. Dies beinhaltet einen verminderten Glucosetransport im Skelettmuskel, einen verminderten Blutfluß im peripheren Muskelgewebe sowie eine überschießende hepatische Glucoseproduktion. Hohe Blutzuckerwerte (glukotoxischer Effekt) und Insulinantikörper können ebenfalls die Wirksamkeit von Insulin verringern.

Bei einer familiären Anamnese für Typ 2-Diabetes kann aber auch bei Patienten mit einem Typ 1-Diabetes eine Insulinresistenz im Sinne eines "Insulinresistenz Syndrom" nachgewiesen werden. Da bereits bei etwa 30 % der Normalbevölkerung eine Insulinresistenz besteht, ist dies nicht erstaunlich, wurde jedoch jetzt erstmals von WILLIAMS (2000) auch bei Typ 1-Diabetes dokumentiert.

Durch diese familiäre Insulinresistenz wird bei Typ 1-Diabetes die Zahl an kardiovaskulären Risikofaktoren vermehrt (73). Als klinische Prädiktoren konnten dafür der Hüft/Taillienumfang (WR-Ratio), sowie ein erhöhter Blutdruck und das glykosylierte Hämoglobin (HbA_{1c}) identifiziert werden. Durch diese Faktoren kann das Vorliegen einer Insulinresistenz bei Typ 1-Diabetikern demaskiert werden. Eine Ausnahme machen jedoch HDL-Cholesterin und Serumtriglyceride. Sie zeigen keine signifikante Korrelation, so daß sich die Vermutung ergibt, daß diese Faktoren nur bei gleichzeitiger Hyperinsulinämie des Typ 2-Diabetes ein Teil dieses Stoffwechselsyndroms sind.

4.1.4. Insulinresistenz und Dyslipidämie

Ein weiteres klinisches Zeichen und/oder ein Risikoindikator des Insulinresistenz-Syndroms sind Störungen des Fettstoffwechsels, die sowohl als Ursache als auch als Folge auftreten können. Dabei besteht eine Insulinresistenz gegenüber der Insulin-induzierten Suppression der freien Fettsäuren. Dieser Befund erscheint typisch und ist charakterisiert durch die Folgen der Lipolyse vor allem von viszeralen Fettzellen mit einem Anstieg der freien Fettsäuren im Blut, einer Hypertriglyceridämie aber auch einem Anstieg der Chylomikronen, einer Anreicherung von kleinen, dichten LDL-Cholesterinpartikeln sowie durch erniedrigtes HDL-Cholesterin. Ursache der Dyslipoproteinämie beim Metabolischen Syndrom ist die ausgeprägte primäre(endogene) und sekundäre (erworbene) Insulinresistenz.

Die Hypertriglyceridämie ist dabei Folge

- einer Hemmung der Lipoproteinlipase
- einer gesteigerten hepatischen Lipogenese und
- eines verminderten peripheren Abbaus

Der Substratwettbewerb zwische Glucose und Lipide im Stoffwechsel stellt die Verbindung zwischen Hypertriglyceridämie und Insulinresistenz dar – eine Vorstellung, die aber nach neueren Befunden nicht unumstritten ist (257). Die nicht oxidative Glucoseaufnahme ist bei Hypertriglyceridämie gestört. Unklar ist aber, ob dies genetisch determiniert ist oder als Folge einer gesteigerten Lipidoxidation zustande kommt.

Die Hypertriglyceridämie bewirkt eine Insulinresistenz durch
- eine verminderte periphere Glucoseaufnahme und Glucoseoxidation, sowie
- eine Verringerung des antilipolytischen Effekt von Insulin

Erhöhte Serumtriglyceride sind insbesondere postprandial mit einem Anstieg von mehr als 60 mg/dl nach 4 Stunden ("high responders") Hinweis auf eine Insulinresistenz (☞ auch Kap. 4.10.).

Chylomikronen treten bei Insulinresistenz gehäuft auf, da die verringerte Lipoprotein-Lipase (LPL) Aktivität bei Insulinresistenz die Hydrolyse von Chylomikronen und die hepatische Clearance von Chylomikronen- Remnants verzögert.

Im Stadium der Insulinresistenz kommt es in vitro zu einer erhöhten *LDL*-Cholesterinrezeptor Aktivität. Eine Veränderung der LDL-Konzentration im Serum wird in vivo jedoch nicht beobachtet. Auffällig ist vielmehr eine Anreicherung von hoch atherogenen, kleinen dichten LDL-Partikeln (200).

Typisch für die Insulinresistenz ist auch ein erniedrigtes *HDL-Cholesterin.* Dies wird durch mehrere Mechanismen möglich. So können vermehrt Triglyceride gegen HDL in triglyceridreichen Chylomikronen ausgetauscht werden. HDL-Cholesterin kann aber auch durch eine niedrigere Syntheserate von ApoA-I in der Leber entstehen.

4.1.5. Insulinresistenz und Hypertonie

Im Rahmen des Metabolischen Syndroms ist die Hypertonie ein wesentlicher Bestandteil im klinischen Verlauf des Krankheitsbildes und findet sich bei 30 % der Betroffenen. Patienten sowohl mit gestörter Glucosetoleranz als auch mit Typ 2-Diabetes haben doppelt so häufig erhöhte Blutdruckwerte wie Personen mit normalem Kohlenhydratstoffwechsel.

Die Hypertonie tritt meist schon früh in Erscheinung, oft wenige Jahre nach Beginn einer viszeralen Adipositas und oft viele Jahre vor der Manifestation eines Typ 2-Diabetes. Sie signalisiert als Teil eines zu diesem Zeitpunkt meist noch inkompletten Metabolischen Syndroms das Vorliegen einer Insulinresistenz. So findet sich auch bei stoffwechselgesunden Nachkommen von Hypertonikern häufig eine Insulinresistenz (21). Bei normalgewichtigen Hypertonikern hatte FERRANNINI schon 1987 in 70 % eine Insulinresistenz beschrieben und als Ursache eine verminderte Insulinempfindlichkeit der Skelettmuskulatur vermutet. Dabei korrelierte das Ausmaß der Insulinresistenz deutlich mit dem Schweregrad der Hypertonie. Adipositas und Insulinresistenz/Hyperinsulinämie scheinen für die Manifestation der Hypertonie damit zusätzliche und eigenständige Risikofaktoren darzustellen.

Dies wird allerdings nicht von allen Autoren so gesehen und akzeptiert. Vor allem die Beziehung von **Hyperinsulinämie und Hypertonie** wird in epidemiologischen Studien eher als schwach beschrieben (9;211). So konnte HEISE (1998) zeigen, daß zwar die Insulinresistenz deutlich mit der Glucoseaufnahme und der Vasodilation und damit dem Blutflußvolumen korreliert, daß Insulininfusionen den Blutdruck aber kaum beeinflussen und somit wenig für die Hypothese spricht, daß Insulin das fehlende Glied ("missing link") im Verständnis von Insulinresistenz und essentieller Hypertonie darstellt. Während die Hypertonie bei Adipositas sekundär und reversibel ist, handelt es sich beim Insulinresistenz/Hyperinsulinämie-Syndrom um eine primär essentielle Ursache. Hyperinsulinämie per se ist offensichtlich keine eigenständige Ursache für die arterielle Hypertonie (48) (☞ Abb. 4.2).

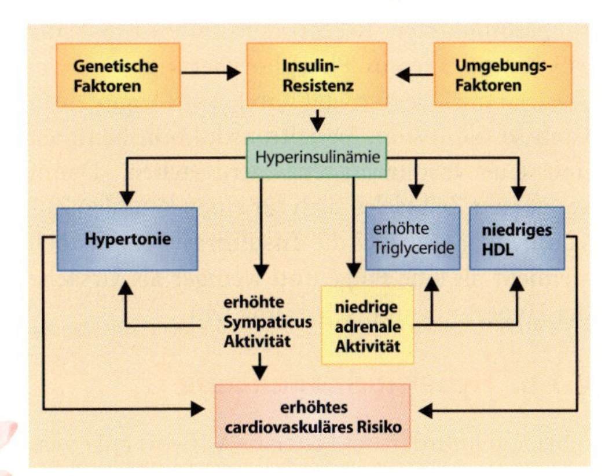

Abb. 4.2: Mögliche Verbindungen von Insulinresistenz, Hypertonie und erhöhtem kardiovaskulärem Risiko (201).

Mehrere pathogenetische Daten sprechen vielmehr für einen Zusammenhang von Insulinresistenz und Hypertonie. Hier könnte die Natriumausscheidung das mögliche Bindeglied sein. Eine direkte Verbindung zwischen Insulinresistenz und Salzsensitivität wurde anhand von Daten der **Intersalt-Studie** vermutet, in der ein Zusammenhang zwischen Salzsensitivität und BMI gefunden wurde (68). Direkt nachgewiesen wurde die Insulinresistenz an Salz-sensitiven Nachkommen von Hypertonikern. Insgesamt uneinheitliche Befunde lassen jedoch zur Zeit noch kein komplettes Bild der pathophysiologischen Zusammenhänge erkennen (142).

Zusätzliche Gesichtspunkte über den möglichen Zusammenhang von Insulinresistenz und Hypertonie ergeben sich aus Untersuchungen über den intrazellulären Kationenhaushalt bei Insulinresistenz. So konnte insbesondere beim Kalziumhaushalt von Hypertonikern eine Korrelation der Aktivität der Ionenpumpe mit der Insulinsensitivität und damit auch der Aktivität des Na^+/H^+-Antiporters festgestellt werden (102;224). Hier wäre auch der Ansatz zu suchen, um ethnische Unterschiede, insbesondere bei Hypertonikern mit schwarzer Hautfarbe, zu erklären.

Auf molekularer Basis konnte kürzlich gezeigt werden (83), daß Angiotensin II (A II) massiv in die Insulinpostrezeptor-Singalübertragung eingreift und dadurch zur Insulinresistenz führen kann. A II spielt eine Schlüsselrolle in der cardiovaskulären und neuroendokrinen Physiologie. Im Postrezeptorbereich hemmt A II durch Modulation des Insulin-stimulierten Rezeptorsubstrates IRS-1 die PI3-Kinase Tyrosin Phosphorylierung (☞ Kap. 3.4.2.). Eine Überaktivität von Renin-Angiotensin kann so die Insulin Signaltransduktion hemmen und eine Insulinresistenz verursachen. Damit spricht zur Zeit vieles auch für einen kausalen Zusammenhang, wobei die **Insulinresistenz** jedoch vielmehr als eine **Folge und weniger als Ursache der Hypertonie** in Erscheinung tritt.

4.1.6. Hyperfibrinogenämie

Fibrinogen wird in der Leber als Antwort auf einen Interleukin-6 Reiz synthetisiert. Es korreliert, ebenso wie andere Akutphasen-Proteine (TNFa und C-reaktives Protein), unabhängig von einer evtl. vorliegenden Adipositas mit dem Ausmaß einer Insulinresistenz. YUDKIN (2000) geht deshalb davon aus, daß bis zu 35 % der Insulinresistenz durch eine Akutphasen-Aktivierung zu erklären ist. Die Verbindung von Fibrinogen und Insulinresistenz weist dabei auf eine wesentliche Rolle der proinflammatorischen Cytokinine bei der Entstehung des Insulinresistenz-Syndroms hin.

Auch der **von Willebrand Faktor** (vWF) synthetisiert und sezerniert von Endothelzellen, korreliert mit dem Insulinspiegel (125). Ein erhöhter vWF, als Hinweis für eine Endotheldyfunktion, korreliert mit dem Ausmaß der Insulinresistenz (267). Diese Befunde stützen die **"common-soil" Hypothese**, nach der sowohl die Insulinresistenz als auch die Arteriosklerose Folge einer gemeinsamen Ursache (Endotheldysfunktion) sind (☞ Abb. 4.3).

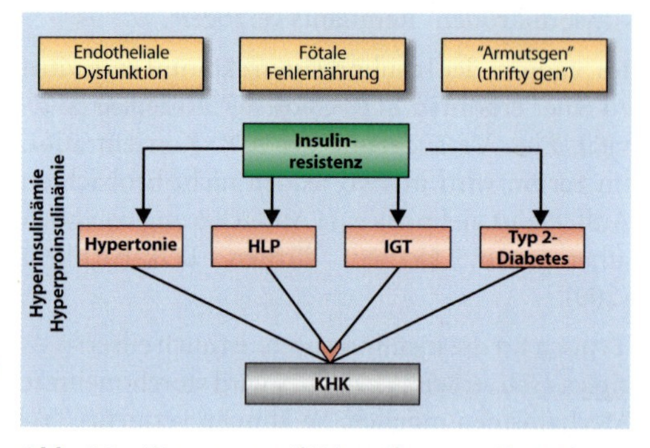

Abb. 4.3: "Common-soil" Hypothese zur Entstehung von Insulinresistenz und koronarer Herzkrankheit.

Hämatokrit, ein Indikator und Determinant der Blutviskosität, ist nach vorläufigen Hinweisen direkt mit einer erhöhten Insulinresistenz assoziiert. In einer Untersuchung an 7735 Männern in England fand sich bei einem Hämatokritwert von >48 % ein vierfach höheres Risiko für Typ 2-Diabetes als bei einem Hämatokritwert von < 42 %. Dehydrierung als Folge einer schlechten Stoffwechsellage konnte als Ursache dafür ausgeschlossen werden. Hämatokrit sollte nach einer Empfehlung der Autoren (249) deshalb bei der Suche nach Risikofaktoren des Insulinresistenz-Syndroms mit berücksichtigt werden.

4.2. Insulinresistenz und Arteriosklerose

Im Rahmen des Insulinresistenz-Syndroms (Metabolisches-Syndrom) treten schon in einem frühen Verlaufstadium Zeichen der makrovaskulären Schädigung auf. Bei der klinischen Manifestation des Typ 2-Diabetes mellitus haben bereits über 50 % der Betroffenen Veränderungen im Sinne einer Makroangiopathie. Hinweise für eine vermehrte Intima-Media-Dicke (IMT) sind aber noch wesentlich früher, nämlich bereits im Stadium der gestörten Glucosetoleranz nachzuweisen.

Die Diskussion, ob und wie die Insulinresistenz nicht nur ein Zeichen, sondern auch eine Mitursache bei der Entstehung von vaskulären Erkrankungen ist, wurde in letzter Zeit durch Beobachtungen, etwa auf dem Gebiet der Hämostasielogie, erneut angeregt. So konnte gezeigt werden, daß die Blutfluß-assoziierte-Gefäßdilatation (FAD) als funktioneller Parameter einer frühen Gefäßschädigung und möglicher Hinweis für eine vermehrte **Intima-Media-Dicke,** bei und durch Insulinresistenz deutlich gestört ist (177;11) (☞ Tab. 4.2).

- Verringerung von EDRF (Endothelium Derived Relaxing Factor)
- Vermehrte Freisetzung von PAI-1 mit Hyperfibrinogenämie
- Erhöhung des Faktor VIII Komplex (v.Willebrand Faktor)
- Überproduktion von TNFα

Tab. 4.2: Insulinresistenz: Folge und Ursache einer Endotheldysfunktion.

Auch konnte nachgewiesen werden, daß Insulin einen direkten Einfluß auf die Endothelfunktion hat. Endothelin-1 und interzelluläre Adhäsionsmoleküle (ICAM) werden stimuliert, und auch die Hämostaseparameter Fibrinogen, Thromboxan, v.Willebrand-Faktor oder PAI-1 (Plasminogen-Aktivator-Inhibitor) werden durch Insulin direkt beeinflußt (☞ Abb. 4.4).

Dennoch gilt aus klinischer Sicht, daß nach den Vorstellungen einer Evidenz-basierten Medizin bisher nicht gesichert ist, ob Insulinresistenz oder Insulin per se oder beide nur in Kombination als unabhängige und eigenständige Risikofaktoren der Atherosklerose wirken.

Ist Insulin vaskulotoxisch?

Aus epidemiologischer Sicht waren bereits in den 70er Jahren drei große prospektive Studien zur potentiellen Bedeutung von Insulin für die Pathogenese von kardiovaskulären Erkrankungen durchgeführt worden. Die Helsinki-Studie, die Busselton-Studie (253) und die Paris-Studie schienen damals eindeutig zu zeigen, daß bei Nichtdiabetikern die Höhe des Seruminsulins direkt mit dem Ausmaß einer Koronarsklerose korreliert. Bei der Spätauswertung der Paris-Studie nach 15 Jahren kamen jedoch erste Zweifel auf, als die Korrelation deutlich geringer wurde oder gar nicht mehr nach-

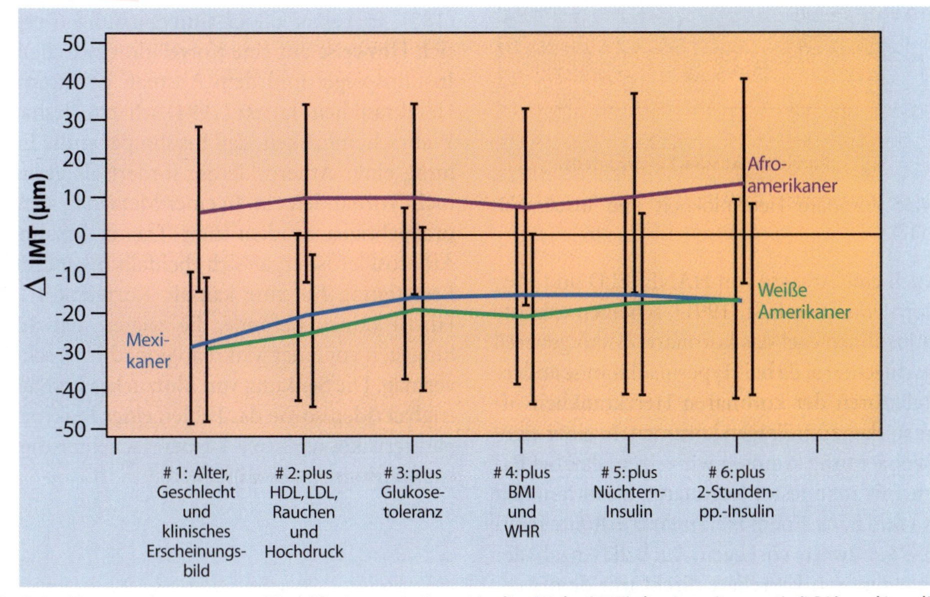

Abb. 4.4: Untersuchungen zum Verhältnis von Intima-Media -Dicke (IMT) der Arteria carotis (ICA) und Insulinresistenz bei Afroamerikanern, Mexikanern und weißen Amerikanern (Kaukasier) (112).

zuweisen war (85). In keiner dieser Studien wurde damals jedoch die Insulinresistenz gemessen.

Auch neuere Studien lieferten immer wieder Hinweise für eine direkte Korrelation von Insulin und kardiovaskulärem Risiko. Vor allem die Insulinresistenz tritt gehäuft mit einer Mikroalbuminurie und anderen Faktoren einer endothelialen Dysfunktion auf (192). Die Ursache dafür muß in der Freisetzung von proinflammatorischen Cytokinen aus Adipocyten und Endothelzellen und deren Wirkung auf die Insulinsignaltransduktion gesehen werden. Insulin wirkt dabei als ein mächtiger Inhibitor der Cytokin-induzierten Transkription von Akutphasen-Proteinen (42).

Sowohl die Bogalusa-Studie als auch die Kanada-Studie (61) zeigten scheinbar überzeugend, daß die Hyperinsulinämie per se unabhängig von anderen Risikofaktoren wie Hypertonie und Dyslipidämie, die Entwicklung einer koronaren Herzkrankheit fördert (☞ Abb. 4.5).

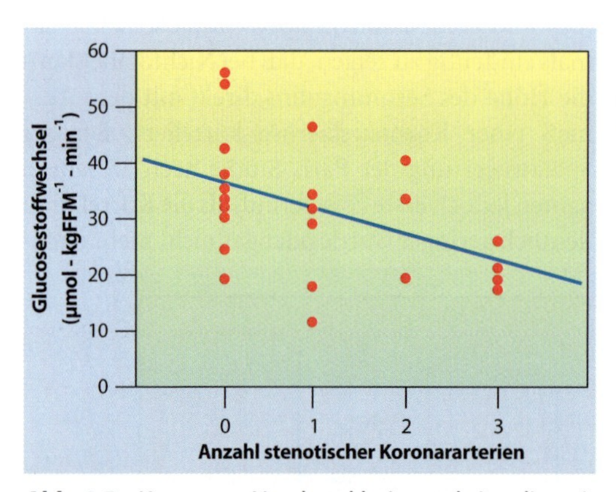

Abb. 4.5: Koronare Herzkrankheit und Insulinresistenz (37).

Wie auch eine Analyse von HANEFELD und Mitarbeitern erkennen läßt (1991), scheinen erhöhte Seruminsulinspiegel das koronare Risiko generell zu verschlechtern, da bei Hyperinsulinämie andere Risikofaktoren der koronaren Herzkrankheit offenbar stärker zum Tragen kommen. In einer eigenen Beobachtung konnten wir zeigen, daß bei Patienten mit manifester koronarer Herzkrankheit (KHK) und nach einem Herzinfarkt erhöhte Insulin-/C-Peptidwerte vorliegen. Auch die Anzahl der Koronarstenosen korreliert direkt mit dem Ausmaß der Insulinresistenz. Dennoch sind die Befunde uneinheitlich und zum Teil widersprüchlich. In einigen Untersuchungen korrelierte der Insulinspiegel zur koronaren Herzkrankheit nur bei Männern (253). In der ARIC-Studie fand sich eine solche Korrelation nur bei Frauen. Auch in einer finnischen Studie bestand anfänglich eine Korrelation nur bei Frauen, nicht bei Männern. Nach 5 Jahren war aber dann, ähnlich wie in der Paris-Studie, keine Korrelation mehr nachzuweisen.

Auch bei unterschiedlichen ethnischen Gruppen waren die Befunde uneinheitlich. So bestand bei in England lebenden Asiaten eine deutliche Korrelation von Hyperinsulinämie und Insulinresistenz zum Ausmaß der koronaren Herzkrankheit. Dies galt vor allem für Inder. Im Gegensatz dazu zeigte eine prospektive Studie bei PIMA-Indianern, daß bei Nichtdiabetikern keine Korrelation zwischen KHK-Prävalenz und dem Insulinspiegel bestand.

Kein Hinweis für ein atherogenes Risiko durch Insulin

Um die Widersprüchlichkeit in Bezug auf eine möglich Korrelation von Insulin und koronarer Herzkrankheit perfekt zu machen, war in einer 5-Jahres-Mortalitätsstatistik, der Rancho-Bernado-Studie, keinerlei Korrelation nachzuweisen. Zum gleichen Ergebnis gelangten auch mehrere Studien der letzten Jahre, wie zum Beispiel die **Göteborg-Studie** (254), die **Edinburgh-Studie** (108), die **Bedford-Studie** (122) und die **MRFIT-Studie** (183). In keiner dieser Untersuchungen ergaben sich Hinweise auf eine Korrelation zwischen dem Insulinspiegel und dem Ausmaß der koronaren Herzkrankheit. Jarrett (1994) schätzte deshalb die Wahrscheinlichkeit, daß Insulin per se die Entstehung einer Atherosklerose fördert als gering bis nicht vorhanden ein. In einer Metaanalyse von 25 prospektiven Studien zum Thema Insulin und Atherosklerose ergab sich ebenfalls insgesamt kein Bestätigung für eine kausale Korrelation (260). Hinzu kamen Befunde, die zeigten, daß Insulin hingegen vor einer Makroangiopathie zu schützen vermag. Die Senkung von Blutzucker und Serumtriglyceriden sowie das Fehlen eines Makroangiopathierisikos bei Typ 1-Diabetes scheinen diese Insulinwirkung zu bestätigen.

Insulin korreliert mit anderen atherogenen Risikofaktoren

Sehr viel überzeugender sind jedoch Befunde, die zeigen, daß Insulin eine hohe Korrelation mit anderen atherogenen Risikofaktoren aufweist und damit eher als ein Prädiktor (85), aber nicht als Ursache für deren Auftreten und Wirkung ist. Bluthochdruck, Dyslipidämie und Stammfettsucht wurden als Teil des Insulinresistenz-Syndrom in diesem Zusammenhang an anderer Stelle besprochen (☞ Kap. 4.1.).

Ist Proinsulin für ein erhöhtes atherogenes Risiko verantwortlich?

Erste Anhaltspunkte, daß nicht Insulin sondern Proinsulin für eine erhöhte KHK-Inzidenz ursächlich verantwortlich ist, gingen aus der Untersuchung von BAVENHOLM et al, 1995 hervor, die auch eine hohe eigenständige Korrelation von Proinsulin und Serumtriglycerdie sowie Hypertonie beschrieben. Aber letztendlich konnte Proinsulin nicht als unabhängiger Risikomarker für Koronarmortalität bestätigt werden. Bei Nichtdiabetikern korreliert der Proinsulinspiegel zwar mit der Ausprägung klassischer Atherosklerose-Risikofaktoren, nicht dagegen mit der Prävalenz der KHK. Eine Hyperproinsulinämie fand sich auch bei Patienten ohne KHK. Auf Grund der augenblicklichen Befundlage ist auch Proinsulin damit kein eigenständiger Risikofaktor, aber möglicherweise ein Indikator oder Prädiktor für andere Risikofaktoren.

Insulinresistenz ist ein atherogenes Risiko!

Variable des Insulinresistenz-Syndroms, wie etwa HDL-Cholesterin, Serumtriglyceride, Apolipoprotein A1, Blutzucker, PAI-1 und Hüft-Taillenumfang korrelieren deutlich mit einer verringerten Elastizität der Arterienwand, bei Typ 2-Diabetikern ebenso wie bei Nichtdiabetikern. Faktoren die nicht mit einer Insulinresistenz einhergehen, haben dagegen aber keinen Einfluß (246).

Eindrucksvoller für die Beweislage, daß die Insulinresistenz bei der Entstehung der Atherosklerose eine eigenständige und kausale Rolle spielt, sind die Ergebnisse der **IRAS-Studie** (The Insulin Resistance Atherosclerosis Study). Hier konnten HOWARD et al, (1996) bei 1397 Patienten nachweisen, daß die Intima Media Dicke eigenständig und unabhängig von anderen Risikofaktoren negativ mit der Insulinresistenz (Minimal-Model) assoziiert ist. Auffällig war jedoch, daß nur weiße Amerikaner und Mexikaner ("Hispanics"), nicht aber Afroamerikaner diese Korrelation aufwiesen. Ethnische Unterschiede waren aber früher bereits auch zwischen Europäern und Asiaten nachgewiesen worden. So zeigen Inder deutlich häufiger eine Insulinresistenz und einen Typ 2-Diabetes als Europäer.

Mit der IRAS-Studie konnte zum ersten mal die klinische Beobachtung untermauert werden, daß Diabetes, Insulinresistenz und Makrovaskuläre Erkrankungen nicht nur klinisch koexistieren sondern eine gemeinsame Ursache haben (237). So gilt die Insulinresistenz nach neueren Untersuchungen auch als wichtiger Risikofaktor für eine zerebrale Durchblutungsstörung und einen Schlaganfall bei Typ 2-Diabetes.

Klinische und epidemiologische Untersuchungen lassen den Schluß zu, daß Insulinresistenz und Atherosklerose, im Sinne der **"common soil" Hypothese**, wahrscheinlich einen gemeinsamen Ursprung mit gemeinsamen genetischen und exogenen (Umwelt-)Faktoren haben (123;230). Beide entstehen, lange bevor sich klinische Hinweise dafür ergeben. Dennoch kommt es bei der Insulinresistenz fast immer auch zum gleichzeitigen Auftreten (clustering) anderer atherogener Risikofaktoren. Die Datenlage spricht dafür, daß die Insulinresistenz per se somit auch die Entstehung und Ausbildung der Risikofaktoren unterstützt (250).

Endotheldysfunktion – Ursache für Insulinresistenz und Atherosklerose?

Bei der Suche nach einem gemeinsamen Ursprung (common soil) für Insulinresistenz und Atherosklerose spricht die Datenlage zur Zeit am überzeugensten für eine ursächliche Beteiligung einer Endotheldysfunktion. Endothelzellen haben spezifische Rezeptoren für Insulin und IGF-1 (insulin like growth factor) und sind beim Transport von Insulin in die subendotheliale Region beteiligt (13). Eine Endotheliopathie kann als Folge von exogenen Phänomenen, wie Hyperglykämie, Dyslipidämie, Hypertonie, oxidativem Stress und auch Rauchen auftreten (☞ Abb. 4.6).

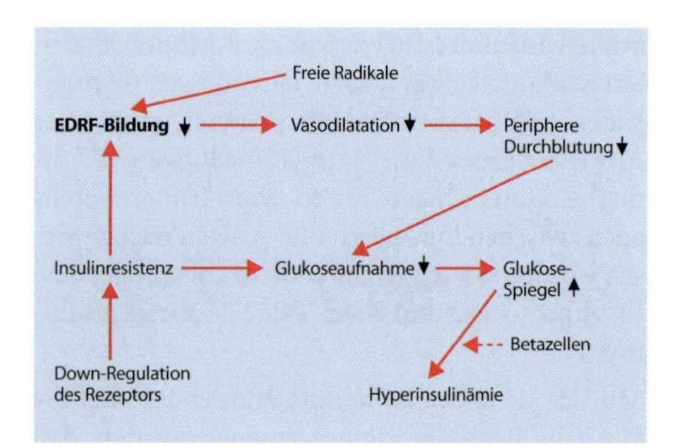

Abb. 4.6: Einfluß hämodynamischer Veränderungen auf die Insulinresistenz.

Als endogene Faktoren könnte ein generalisierter Membrandefekt wirken, der die Funktion des Insulinrezeptors (Postrezeptor) beeinträchtigt, oder der innerhalb der Endothelwand die Freisetzung von Stickoxyd (NO) stört, welches für die Insulin-vermittelte Vasodilatation verantwortlich ist.

Der grundsätzliche Defekt, der für den Beginn einer Endotheldysfunktion verantwortlich ist, ist auf molekularer Ebene aber bisher noch unbekannt. Erste Ergebnisse sprechen für eine Beteiligung des IRS-2/PI-3- und MAP kinase Systems mit Verringerung der NO-Bioverfügbarkeit (77). Werden Typ 2-Diabetiker für einen Monat mit L-Arginin (3 mal täglich 3 Gramm), einem Precursor von NO, behandelt, kann die Insulinresistenz um 30 bis 60 % im euglykämischen hyperinsulinämischen Clamptest verbessert werden (☞ Tab. 4.3).

Vieles spricht dafür, daß die Endotheldysfunktion den gemeinsamen Vorgänger (Ursache) bei der Entstehung der Insulinresistenz, der Atherosklerose und des Typ 2-Diabetes darstellt. Nichts spricht hingegen zum augenblicklichen Zeitpunkt dafür, daß die Insulinresistenz per se Ursache der Endothelfunktion sein könnte.

Gestützt wird die "common soil" Hypothese durch die Beobachtung in der **PRESTON-Studie**, daß Kinder mit niedrigem Geburtsgewicht, die später signifikant häufiger ein Insulinresistenz-Syndrom entwickeln (14), bereits im Schulalter eine Beeinträchtigung der Endothelfunktion mit gestörter Vasodilation aufweisen (154). Damit ist niedriges Geburtsgewicht assoziiert mit einer endogenen (intrinsic) Endotheldysfunktion und erscheint als potentieller Vorläufer des Insulinresistenz-Syndroms im Erwachsenenalter. Unklar ist bisher aber, ob solche Parallelen auch zur Hypothese des "thrifty gen" gezogen werden können. Naheliegend ist jedoch, daß zu einer initial endogenen Endotheldysfunktion andere exogene Faktoren hinzukommen müssen, um einen klinisch manifesten Defekt zu erzeugen.

- Vasodilatatoren
  - Stickstoffmonoxid (NO, EDAF)
  - Endothelialer hyperpolarisierender Faktor (EDHF)
  - Prostaglandine (PGI_2 und PGE_2)
- Vasokonstriktoren
  - Endothelin
  - Angiotensin II
  - Prostaglandine (Thromboxan A_2 und Endoperoxide)
- Superoxidanionen
- Wachstumsfaktoren
  - Vascular endothelial growth factor (VEGF)
  - Transforming growth factor β (TGF-β)
  - Platelet-derived growth factor (PDGF)
  - Heparin-binding epidermal growth factor
  - M-CSF
- Gerinnungsfaktoren
  - von-Willebrand-Faktor
  - Gewebsplasminogenaktivator
  - Plasminogenaktivatorinhibitor
- Adhäsionsmoleküle
  - IGAM
  - VCAM-1
  - E-Selektin
- Zytokine
  - Monozytenchemotaktisches Protein (MCP)
  - Interleukine

Tab. 4.3: Substanzen, die vom Endothel synthetisiert werden (222).

Insgesamt darf die Pathogenese der Atherosklerose nicht auf das Verständnis der Insulinresistenz beschränkt bleiben, sondern muß im großen Zusammenhang der begleitenden Risikofaktoren verstanden werden. Nicht ein "entweder-oder", sondern nur ein "sowohl...als auch", kann helfen die Komplexität dieser Vorgänge zu verstehen. Vorsicht und kritische Bewertung müssen jedoch angemahnt werden, da in Zeiten einer Evidenz-basierten-Medizin bisher noch kein Beweis erbracht werden konnte, daß eine spezifische Behandlung der Insulinresistenz für die Prävalenz und Inzidenz von kardiovaskulären Erkrankungen auch von Vorteil ist.

4.3. Polycystisches Ovar

Bei normalgewichtigen Frauen mit einem polycystischen Ovar (PCO) besteht eine endogene (intrinsic) Insulinresistenz mit erhöhter Neigung, einen Typ 2-Diabetes zu entwickeln. Dabei besteht ein funktioneller ovarieller Hyperandrogenismus, der als Sonderform des **Typ A Insulinresistenzsyndroms** anzusehen ist (☞ Kap. 3.4.1.1.). Es liegt aber kein Hinweis für eine gestörte Endothelfunktion vor(157). Als Ursache wird vielmehr eine Mutation des Rezeptorgans vermutet. Insulinresistenz und Hyperinsulinämie haben durch Stimulation der ovariellen und adrenalen Steroidsynthese eine ätiologische Rolle bei der Entstehung des Hyperandrogenismus.

Eine Behandlung kann nach neuesten Berichten (204) offensichtlich erfolgreich mit Metformin durchgeführt werden. Androgene und Seruminsulinspiegel können dabei signifikant gesenkt werden. Die Geschlechtshormone steigen an und die Monatsblutung beginnt. Auch durch Acarbose konnte mit Verringerung der Hyperinsulinämie und Insulinresistenz eine deutliche Senkung der erhöhten Testosteronspiegel erreicht werden (92), ☞ auch Kap. 6.5.

4.4. Pseudoakromegalie

1993 beschrieb FLIER erstmals ein Syndrom massiver selektiver Insulinresistenz, assoziiert mit Zeichen der Akromegalie, jedoch ohne daß Wachstumshormon oder IGF –1 Spiegel erhöht waren. DIB und Mitarbeiter (1998) konnten an Fibroblasten zeigen, daß diesem selten Krankheitsbild ein gestörter Insulin-stimulierter Glucosetransport bei gleichzeitig erhaltener mitogener Insulinwirkung zu Grunde liegt. Auf molekularer Ebene findet sich eine gestörte Insulinsignaltransduktion im Postrezeptorbereich. Dabei besteht eine Verringerung der Phosphatidylinositol 3-Kinase (PI 3-kinase) Aktivität mit Beeinträchtigung der Rab4-Expression, einem Stimulator und Verbindungsprotein zur Translokation des Glucosetransportproteins GLUT4. Weitere Untersuchungen sind jedoch notwendig, um eine eventuelle Beteiligung und die Rolle auch anderer Insulinzielgewebe zu eruieren (129).

4.5. Insulinresistenz und Lipodystrophie (Typ A-Syndrom)

Bei der partiellen progressiven Lipodystrophie kommt es zu einem klinisch auffälligen Verlust von Fettgewebe im Gesicht und am Oberkörper bei gleichzeitiger Zunahme unterhalb der Hüfte. Typisch ist eine ausgeprägte Insulinresistenz und Hyperinsulinämie. Laborchemisch findet sich eine Komplementverringerung in Verbindung mit einer mesangioproliferativen Glomerluonephritis. Zugrunde liegen Autoantikörper gegen das Immunglobulin G (IGG) und das C3 Convertase Enzym. Betroffen sind vor allem Frauen, vorrangig nach einem akuten Infekt.

4.6. Insulinresistenz (Typ B-Syndrom)

Diese Form der Insulinresistenz ist charakterisiert durch IgG Autoantikörper gegen den Insulinrezeptor. Klinisch imponieren Zeichen auch anderer Autoimmunkrankheiten wie die primär biliäre Cirrhose (pbC), Lupus erythematodes (SLE) oder das Sjögren-Syndrom. Betroffen sind vor allem Frauen im mittleren Alter. Häufig treten eine Acanthosis nigricans sowie Zeichen des Hyperandrogenismus auf. Auffällig sind auch Hypoglykämien. Laborchemisch findet sich häufig eine Leukopenie, eine erhöhte Blutsenkungsreaktion, erhöhte IgG-Spiegel und antinukleäre Antikörper. Ursache scheint ein unbekannter Defekt des Immunsystems zu sein.

Eine Untergruppe ist die Typ-B Variante (Ataxia-Telangiectasia). Als Folge von Insulinrezeptor-Antikörpern vom IgM Subtyp, besteht eine Insulinresistenz gegen exogenes Insulin mit reaktiver Hyperinsulinämie und gestörter Glucosetoleranz. Es handelt sich um ein autosomal rezessives Syndrom mit progressiver cerebellärer Ataxie, Telangiektasie der Retina und Haut und rezidivierenden Infekten des respiratorischen Traktes als Folge eines Immundefektes.

4.7. Alter und Insulinresistenz

Alter scheint ein unabhängiger Risikofaktor für die Insulinresistenz darzustellen. Dies wurde bereits früh im Zusammenhang mit der altersabhängigen Manifestation des Typ 2-Diabetes vermutet. DE FRONZO (1979) wies 1979 daraufhin, daß eine gestörte Insulinempfindlichkeit der Gewebe für die Zunahme der Glucoseintoleranz im Alter generell verantwortlich ist. In weiteren Untersuchungen konnte dann gezeigt werden, daß die Zunahme der Insulinresistenz im Alter als Folge einer Verringerung der Insulinrezeptorzahl und einer Beeinträchtigung des Glucosetransports als Teil einer allgemein verminderten Eiweißsyntheserate verstanden werden muß (184).

Die Pathophysiologie des Kohlenhydratstoffwechsels im Alter ist gekennzeichnet durch eine Verringerung der insulinabhängigen peripheren Glucoseverwertung. Als Ursache dieser peripheren Insulinresistenz wurde in zahlreichen Untersuchungen eine Verringerung der Zahl der Insulinrezeptoren vermutet. Teilweise konnte auch eine Abnahme der peripheren Insulinbindung bis zu 46 % gemessen werden, was mit einer geringeren Proteinsynthese im Alter erklärt wurde. Diese Befunde sind jedoch widersprüchlich.

Da die insulinvermittelte Glucoseverwertung hauptsächlich durch die Muskulatur stattfindet, ergab sich schon früh der Verdacht, daß die Verringerung im Alter nicht primär Folge eines Insulinrezeptor/-postrezeptordefektes sei, sondern sekundär durch einen Mangel an körperlicher Aktivität und Verlust an peripherer Muskelmasse zustande kommt. Eine Abnahme der fettfreien Körpermasse im Alter von 81 % auf 69 % ist dafür ein deutlicher Hinweis! Bei älteren Menschen, die sich regelmäßig körperlich betätigen, ist die insulinvermittelte Glucoseverwertung (Insulinresistenz) nahezu normal. Dabei besteht auch eine enge Korrelation zwischen maximaler Sauerstoffkapazität und der Insulinwirkung. Körperlich trainierte Menschen sind auch im Alter weniger insulinresistent (150).

Neuere Befunde lassen erkennen, daß die Zunahme der Insulinresistenz weniger eine direkte Folge des Alterns ist, als vielmehr mit der im Alter zunehmenden viszeralen Adipositas korreliert (141). Bei Ausschluß der diabetogenen Faktoren Übergewicht, Bewegungsmangel, diabetogene Medikamente sowie einer kohlenhydratarmen Ernährung besteht lediglich ein Korrelationskoeffizient von 0.2-0.3 für das Alter per se und die Glucoseverwertungsstörung/Insulinresistenz. Die rein altersbedingte Veränderung der Insulinwirkung dürfte damit insgesamt gering und weniger als 10 % der Gesamtveränderung ausmachen.

4.8. Insulinresistenz bei Bewegungsmangel

Bewegungsmangel führt sowohl bei Stoffwechselgesunden als auch bei Diabetikern zu einem Verlust an Muskelmasse und einer Verschlechterung des Glucosetoleranz. Dies kann bei akuter, aber noch eindrucksvoller bei chronischer Immobilisierung durch Unfälle, Operationen und durch neurologische (Neuropathie, Apoplex), muskuläre oder Gelenkserkrankungen (degenerativ, entzündlich) vielfältig beobachtet werden. Bei absoluter Bettruhe kann bereits nach 72 Stunden eine signifikante Verringerung der peripheren (muskulären) Glucoseaufnahme auftreten. Immobilisation beeinflußt deshalb auch die Beurteilung eines Glucosetoleranztests (☞ Abb. 4.7).

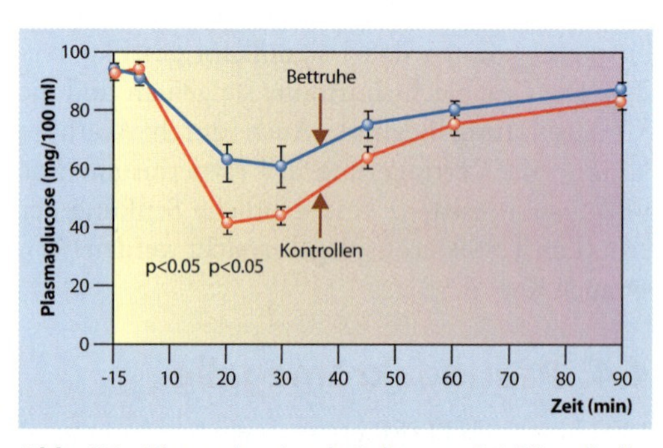

Abb. 4.7: Blutzucker (nach Gabe von 0.1 E Insulin/kg Körpergewicht) bei 14tägiger absoluter Bettruhe (159).

Während von der peripheren Muskulatur in Ruhe nicht mehr als 40 g Glucose täglich verstoffwechselt werden, steigt diese Menge bei körperlicher Arbeit auf ein Vielfaches an und führt vor allem bei Diabetikern mit erhöhtem Blutzucker zu einer deutlichen Blutzuckersenkung. Dies beruht auf einer unterschiedlichen, aktivitätsabhängigen Verteilung von Glucose im intrazellulären Raum und auf einer gesteigerten Verstoffwechselung. Während im Nüchternzustand vorrangig freie Fettsäuren durch den Muskel metabolisiert werden, treten postprandial vor allem Kohlenhydrate als Energielieferant in Erscheinung.

Bei Typ 2-Diabetes ist die Hauptursache einer gestörten Insulinempfindlichkeit der Skelettmuskulatur eine verminderte Glykogenspeicherung (nicht-oxidative Glucosespeicherung) als Folge einer gestörten Glykogensynthase, welche das aktivitätsbestimmende Enzym der Glykogensynthese-Aktivität ist (62). Aktivatoren der Glykogensynthase sind neben vermindertem Muskelglykogen, erhöhte intramuskuläre freie Glucose sowie Insulin und Vanadium.

Bereits eine einmalige Aktivitätssteigerung von 10 bis 20 Minuten führt zu einer Zunahme der Insulin-vermittelten Glucoseaufnahme und einer Steigerung der Glykogensynthese im Muskelgewebe. Der Effekt hält über 24 Stunden an. Außerdem kann eine vermehrte Expression von Postrezeptor-Insulinsignal-übertragenden Elementen, besonders Glucosetransportproteinen schon bei einer kurzen Aktivitätssteigerung nachgewiesen werden (96). HÄRING et al (1996) vermuten, daß auch die Effekte von Bradykinin auf spezifische Proteinkinase C (PKC)-Isoformen sowie Mechanismen der Mikrovaskularisation und des intramuskulären Lipidstoffwechsel an der Wirkung von körperlicher Aktivität auf die insulinvermittelte Glucoseaufnahme beteiligt sind.

Die Insulinwirkung kann durch körperliches Training bei Normalpersonen, aber besonders bei insulinresistenten Diabetikern deutlich verbessert werden Dabei muß jedoch zwischen akuten und chronischen Effekten unterschieden werden. Zusätzlich zum Effekt auf die Skelettmuskulatur kann durch Ausdauertraining auch die Insulinresistenz der Leber verbessert werden Durch körperliches Training werden die Insulinresistenz sowie der periphere Insulinspiegel, der Blutzucker und die Serumtriglyceride deutlich gesenkt. In Bezug auf die Glucohomöostase wird dadurch auch die Wirkung von kontrainsulinären Hormonen (Wachstumshormon, Catecholamine, Kortikoide) überspielt, die bei körperlicher Aktivität vermehrt freigesetzt werden.

4.9. Insulinresistenz und Rauchen

Rauchen verursacht metabolische und hämodynamische Veränderungen, die denen des Metabolischen Syndroms ("insulin resistance syndrome") ähnlich sind. Während dieses jedoch als primäre, endogene Situation verstanden wird, können die Folgen des Rauchens eher als erworbenes Metabolisches Syndrom bezeichnet werden.

FACCHINI beschrieb 1992 bei Zigaretten-Rauchern eine Insulinresistenz, erhöhte Serumtriglyceride, erniedrigtes HDL-Cholesterin sowie eine verringerte Insulin-vermittelte periphere Glucoseverwertung. Nach Glucosebelastung waren bei Rauchern auch höhere Seruminsulinspiegel zu beobachten als bei Nichtrauchern. Das Ausmaß der Insulinresistenz bei Rauchern korreliert dabei mit der Menge an Nikotin, die täglich zugeführt wird (71).

Die Ursache der Insulinresistenz wird als Folge einer gesteigerten adrenergen Aktivität bei Nikotin-stimulierter Catecholaminsekretion angesehen. Der Anstieg der Serumtriglyceride sowie die Senkung des HDL-Cholesterin ist sekundär und kann sowohl als Folge der erworbenen Insulinresistenz als auch als direkter Catecholamineffekt verstanden werden (86). Hinweise für einen direkten Effekt von Nikotin, Kohlenmonoxyd oder anderen Bestandteilen des Tabaks liegen nicht vor. Dennoch kann nicht ausgeschlossen werden, daß durch Nikotin eine verminderte Durchblutung des peripheren Muskelgewebes auftritt und damit zu einer verminderten insulinabhängigen Glucoseaufnahme führt (☞ Abb. 4.8).

In Anbetracht der Tatsache, daß in Deutschland 23 % der Diabetiker rauchen, ergibt sich hier, zusätzlich zu den bereits bekannten Risikofakoren, ein weiterer Grund, den Nikotinkonsum vor allem in der Gruppe der Patienten mit Prädiabetes sowie bei insulinresistenten Typ 2-Diabetikers zu bekämpfen!

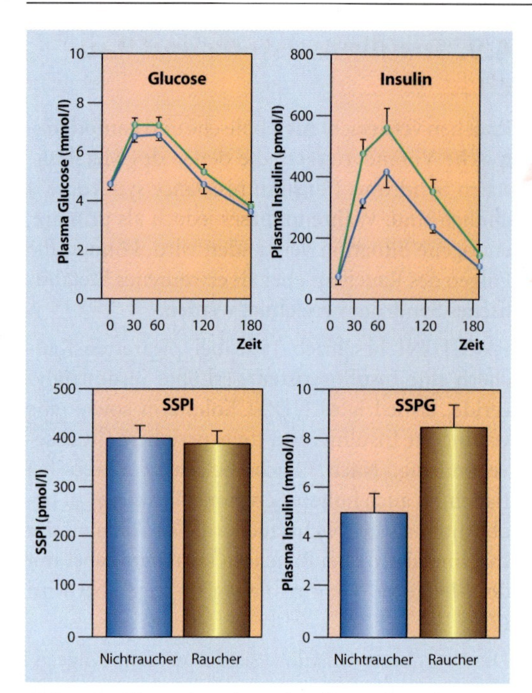

Abb. 4.8: Blutzucker, Seruminsulin und Insulinsensitivität (SSPI; SSPG) bei Rauchern und Nichtrauchern (76).

4.10. Insulinresistenz bei Hungerstoffwechsel

Im Hungerzustand kommt es zu heterogenen Effekten an peripheren Geweben durch einer Veränderung der Insulinbindung und -wirkung. Die Glucoseverwertung von Fettgewebe ist trotz einer erhöhten Insulinbindung verringert. Im Gegensatz dazu ist die Insulinsensitivität und Glucoseverwertung des Skeletmuskels erhöht, solange der Insulinspiegel unter 100 ng/ml liegt Bei höherer Insulinkonzentration (Insulinresistenz) kann hingegen kein Unterschied zwischen Nüchtern- und postprandialem Zustand beobachtet werden (36).

Bei hypokalorischer Ernährung von insulinresistenten Patienten kommt es anfänglich zu einer schnellen Hochregulierung der Hyperinsulinämie-supprimierten Insulinrezeptoren. Dabei steigt sowohl die Zahl als auch die Affinität der Rezeptoren an. Bei starker kalorischer Restriktion (VLCD) wird bei Stoffwechselgesunden die Zahl der Insulinrezeptoren im Muskel um 100 %, die Aktivität des Postrezeptorproteins Phospatidylinositol-3-Kinase (PI3K) um 146 % und die mRNA Konzentration von RAD (RAS assoziiert mit Diabetes) um 40 % gesteigert. Bei Typ 2-Diabetes steigt im Hungerszustand (1000 kJ/Tag) die Zahl der Insulinrezeptoren um 41 %, von RAD mRNA um 31 %, während die Expression von PI3K, möglicherweise als Folge einer Mutation in der Promoterregion des Gens, sich nicht verändert (5).

Die Expression des Insulinrezeptorgens ist damit auch bei Typ 2-Diabetes variabel und abhängig vom jeweiligen Stoffwechselzustand. Bei kalorischer Restriktion, einem üblichen Therapieverfahren bei Typ 2-Diabetes, kommt es zu einem kompensatorischen Mechanismus auf dem Niveau der Genexpression, der zeigt, daß diese Regulation ein ganzes Netzwerk von Genen betrifft, die bei der Insulinwirkung (Insulinresistenz) eine Rolle spielen.

4.11. Glucosetoleranzfaktor

Chrom ist ein essentielles Spurenelement. Durch die Gabe von Chrom konnte erstmals 1969 durch MERTZ eine Verbesserung der Glucoseintoleranz bei Tier und Mensch nachgewiesen werden. Bei Chrommangel entsteht eine Insulinresistenz, die als Folge einer verringerten Bildung des Glucosetoleranzfaktors (GTF) auftritt. Chrommangel entsteht beim Menschen durch die zunehmende Verwendung von industriell vorbearbeiteten Nahrungsmitteln (3;243).

Generell gilt Chrom als Verstärker der Insulinwirkung mit daraus resultierendem Einfluß auf Kohlenhydrat-, Fett- und Proteinstoffwechsel. Die spezifische biochemische Funktion dabei konnte bisher aber nicht identifiziert werden. Am wahrscheinlichsten gilt eine Beteiligung bei der Bildung von Insulinrezeptorkomplexen. Aber auch eine Wirkung über die Genexpression wird diskutiert (72) (☞ Tab. 4.4).

Der Glucosetoleranzfaktor besteht aus mehreren Chromkomplexen, die pro Chromatom zwei Nikotinsäuremoleküle, sowie Cystein, Glycin und Glutaminsäure enthalten. Anorganisches Chrom wird im Darm durch Mikroorganismen in den organischen Chromkomplex GTF umgewandelt. Nach einer Glucosebelastung kommt es zur erhöhten Chromausscheidung im Urin. Chrommangel führt zu einer verringerten Glucosetoleranz, zur Hyperglykämie und einer verminderten Ansprechbarkeit peripherer Gewebe auf Insulin. Durch Chromgabe (Bierhefe) kann in Einzelfällen eine Verbesserung der Insulinresistenz bei Typ 2-Diabetes erreicht werden.

Eine direkte Behandlung der Insulinresistenz mit Nikotinamid, wie sie sporadisch immer wieder beschrieben wurde, hat sich bisher nicht etabliert.

- Gestörte Glucosetoleranz
- Erhöhtes Seruminsulin
- Glucosurie
- Nüchtern Hyperglykämie
- Wachstumsstörung
- Lebensverkürzung
- Erhöhtes Serumcholesterin und Triglyceride
- Erhöhte Inzidenz von aortalen Plaques
- Periphere Neuropathie
- Metabolische Enzephalopathie
- Gestörte Fertilität und Spermienzahl

Tab. 4.4: Zeichen des Chrommangels (3).

4.12. Insulinresistenz bei Hepatopathie

Im Jahre 1997 beschrieben MOIRAND und Mitarbeiter ein neues klinisch-pathologisches Syndrom mit **Insulinresistenz** und primärer hepatischer Eisenüberladung (HIO). Bei normalem Transferrin, leicht erhöhtem Serumeisen und überproportional viel Eisenablagerung in der Leber, sowie allen Zeichen des Metabolischen Syndroms mit viszeraler Adipositas, Dyslipidämie (in 65 %) und gestörter Glucosetoleranz (in 43 %). Der zugrunde liegende pathogenetische Mechanismus von Insulinresistenz und hepatischer Eisenüberladung konnte bisher noch nicht geklärt werden. Ein gemeinsamer genetischer Defekt wird aber vermutet (167). Dabei wird die Hypothese diskutiert, daß Insulin neben seiner primären Wirkung auf den Glucosetransport auch die Expression und Verteilung von Tranferrin-Rezeptoren reguliert, welche die Aufnahme von extrazellulärem Eisen in die Leberzelle vermittelt (56;79).

Das Konzept der hepatischen Eisenüberladung mit Insulinresistenz (IRHIO) ist aus klinisch-präventiver Sicht eine Herausforderung, die in Anbetracht der Komplexität und der metabolischen Konsequenzen zu einer möglichst frühen Diagnose zwingt. Patienten mit einer HIO sollten Alkohol und hepatotoxische Medikamente unbedingt meiden.

4.13. Insulinresistenz und Herzfrequenz

Bei Nichtdiabetikern findet sich eine direkte Korrelation von Herzfrequenz und Insulinresistenz. Ein positives Verhältnis von Herzfrequenz und Nüchterninsulin war von FESKENS bereits 1994 bei Patienten mit koronarer Herzkrankheit beschrieben worden. Dies konnte jetzt bei 1,088 Nichtdiabetikern der IRAS-Studie bestätigt werden (80). Dabei stieg die Herzfrequenz von 63 pro Minute in der untersten Quintile auf 69 pro Minute in der obersten Quinitile der Insulinsekretion und Insulinsensitivität (S1) an.

Die Herzfrequenz in Ruhe ist ein Marker für Hämodynamik und Aktivität des autonomen Nervensystem. Dabei sind mehrere Möglichkeiten einer Verbindung zwischen der Insulinresistenz, der Hyperinsulinämie und dem autonomen Nervensystem denkbar, die bisher aber nicht mit Sicherheit geklärt werden konnten. Einerseits könnte die Insulinresistenz Folge einer vermehrten Aktivität des autonomen Nervensystems sein. Andererseits könnte die Überaktivität des Nervensystems nicht Ursache, sondern vielmehr Folge der Insulinresistenz sein. Schließlich könnte beiden auch eine gemeinsame Ursache zugrunde liegen. Interessant ist in diesem Zusammenhang, daß durch den "Insulinsensitizer" Troglitazon bei Insulinresistenz die Herzfrequenz gesenkt werden kann (209), was eher die Ursache auf seiten der Insulinresistenz vermuten läßt.

Eine Insulinresistenz findet sich auch als Charakteristikum der hypertrophen Kardiomyopathie, was als Folge einer Störung in der Funktion der Glucosetransportproteine (GLUT) erklärt werden kann.

4.14. Schwangerschaft

(☞ auch Kap. 3.3.4.)

Die Schwangerschaft ist bereits seit mehr als hundert Jahren als diabetogenes Risiko bekannt (66). Auch in der "normalen" Schwangerschaft tritt physiologisch eine milde bis ausgeprägte Insulinresistenz auf (208), die jedoch durch eine gesteigerte Insulinsekretion kompensiert werden kann, so daß die Blutzuckerwerte im Normbereich verbleiben. Ist eine adäquate Sekretionssteigerung nicht möglich, entsteht ein Gestationsdiabetes. Sowohl im hyperinsulinämischen Clamp als auch beim intravenösen Glucosetoleranztest mittels mathematischer Modelanalyse (Minimal Model) konnte eine Zunahme der Insulinresistenz in der Schwangerschaft um 50 bis 80 % auch bei Stoffwechsel-gesunden Frauen gezeigt werden.

Die der Insulinresistenz zugrunde liegenden Mechanismen sind beim Gestationsdiabetes wie auch beim Typ 2-Diabetes im einzelnen nach wie vor unklar (131). ANASTASIOU (1998) konnte zeigen, daß bei Frauen nach durchgemachtem Gestationsdiabetes eine gestörte Endothel-abhängige Vasodilatation besteht. Als Ursache für diese Endotheldysfunktion kommt unter anderem eine Insulinresistenz mit gestörter Insulin-Signaltransduktion im Postrezeptorbereich sowie eine verringerte Bioverfügbarkeit von NO in Frage (241). Die Befunde geben jedoch auch Hinweis dafür, daß eine Endotheldysfunktion (nach Gestationsdiabetes) der dauerhaften klinischen Diabetesmanifestation vorangeht.

Die Bindung von Insulin am Rezeptor scheint beim Gestationsdiabetes intakt. Bei der Insulinsekretion fällt jedoch ein erhöhter Anteil an Proinsulin auf. Auf molekular-biologischer Ebene findet sich ein Postrezeptordefekt mit einer Verringerung von GLUT4-Transportern. KAUTZKY-WILLER (1997) konnte außerdem bei Graviden eine um das 4fache gesteigerte Amylinsekretion nachweisen. Diese Veränderungen sind aber strikt nur mit der Schwangerschaft per se assoziiert. Bereits 3 Tage nach der Entbindung bestehen wieder gebesserte Stoffwechselverhältnisse, die Insulinsensitivität bessert sich deutlich, bleibt aber dennoch zwischen 30 bis 50 % niedriger als bei Vergleichspersonen. Dieser Verlauf läßt vermuten, daß neben dem Postrezeptordefekt auch hormonelle Faktoren eine wichtige Ursache für die Schwangerschafts-assoziierte Insulinresistenz spielen (☞ Abb. 4.9).

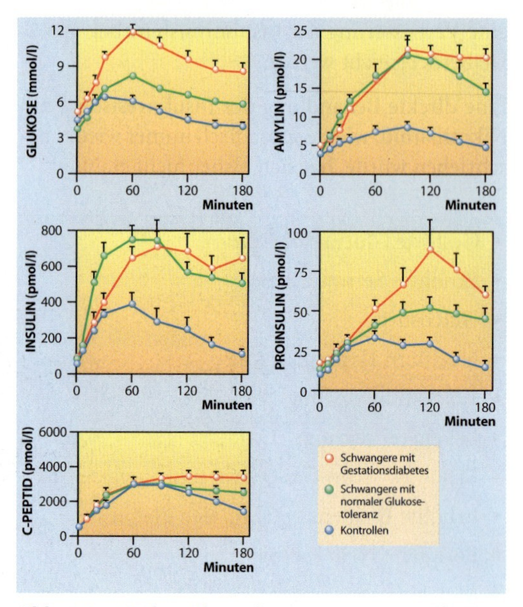

Abb. 4.9: Mittlere Plasmakonzentration von Glucose, Insulin, C-Peptid, Amylin und Proinsulin nach oraler Glucosebelastung bei Schwangeren mit Schwangerschaftsdiabetes und normaler Glucosetoleranz (130).

Frauen, die zuvor einen Gestationsdiabetes hatten, zeigen auch weiterhin bei normalem Blutzucker, eine erhöhte Insulinresistenz und Beeinträchtigung der Insulinkinetik (55). Aus klinischer Sicht bietet der Gestationsdiabetes die Möglichkeit, die Insulinresistenz und ein erhöhtes Risiko für Typ 2-Diabetes frühzeitig zu erkennen und die Patienten mit entsprechender Prävention und Behandlung weiter zu betreuen, um den Zeitpunkt der Manifestation eines bleibenden Diabetes so lange wie möglich hinauszuschieben.

Auch bei Präeklampsie wurde eine massiv erhöhte Insulinresistenz beschrieben, die gleichzeitig mit erhöhten freien Fettsäuren und einer gesteigerten kardialen Mortalität einhergeht.

Diagnose der Insulinresistenz

5. Diagnose der Insulinresistenz

5.1. Laborchemische Veränderungen

5.1.1. Lipidprofil

Beim Vorliegen einer Insulinresistenz können im Lipidprofil der Patienten zahlreiche charakteristische Veränderungen beobachtet werden. Auffällig sind:

- *hohe Spiegel für freie Fettsäuren und Hypertriglyceridämie* als Hauptquelle für eine gesteigerte Synthese von hepatischen very-low-density-lipoproteins (VLDL). Durch eine verringerte Lipoprotein Lipaseaktivität bei Insulinresistenz werden die VLDL bei verminderter Clearance, weiter erhöht
- HDL-Cholesterin ist deutlich verringert
- *LDL-Cholesterin weist Modifizierungen auf.* Oxidiertes und glykiertes Lipoprotein B kann ansteigen
- Der Anteil an atherogenen kleinen dichten LDL-Partikeln ist erhöht

5.1.2. Parameter des Kohlenhydratstoffwechsels

Beim Vorliegend einer Insulinresistenz sind bei intakter β-Zellfunktion die Blutzuckerwerte normal. Nach einer Kohlenhydratbelastung (OGTT) steigen die Insulinwerte aber höher an als bei insulinsensitiven Patienten. Der Insulin/Blutzucker Quotient ist erhöht.

Mit Störung **der Insulinsekretion,** im Initialstadium des Typ 2-Diabetes charakterisiert durch den Verlust des frühen Insulinanstiegs, steigen auch die Blutzuckerwerte. Da die Insulinresistenz meist am peripheren Muskelgewebes beginnt, welches für die postprandiale Glucoseverwertung zuständig ist, zeigen sich zu Beginn vor allem erhöhte **postprandiale Glucosewerte.**

Die **Nüchternwerte** steigen erst im späteren Verlauf bei einer Insulinresistenz der Leber mit erhöhter Gluconeogenese und verringerter Glykogensynthese an (☞ Abb. 5.1).

Bei visceraler Adipositas (Stammfettsucht) kann eine Insulinresistenz klinisch angenommen werden.

Hinweis durch

- ❒ Hyperinsulinämie, 2 Stunden post oGTT
- ❒ Insulinsensitivität (clamp-Test)
- ❒ Intima-media Dickemessung
- ❒ Mikroalbuminurie

Abb. 5.1: Marker der Insulinresistenz.

Erhöhte C-Peptid und Insulinwerte weisen bei normalem Blutzucker auf eine Insulinresistenz hin. Mehr Insulin wird benötigt, um eine Euglykämie zu erhalten. Der C-Peptid/Glucose-Quotient ist für das Vorliegend einer Insulinresistenz aber nur solange charakteristisch wie die Blutzuckerwerte im Normalbereich liegen. Steigen sie an, ist dies vielmehr charakteristisch für ein beginnende Stoffwechselstörung bei Typ 2-Diabetes.

5.2. Tests

5.2.1. Euglykämischer-hyperinsulinämischer Clamp

Dieser Test wurde vor mehr als 20 Jahren von DE FRONZO und Mitarbeitern entwickelt (1979;1985) und stellt den Goldstandard zur Messung der Glucoseverwertung/Insulinresistenz dar. Der hyperglykämische Clamp erscheint optimal zur Berechnung der Insulinsekretion, ist jedoch zeit-, personal- und kostenaufwendig und für den Patienten belastend.

Die Glucose-Clamp-Technik erlaubt heute die genaueste Charakterisierung der Insulinwirkung auf den Kohlenhydratstoffwechsel in vivo. Sie kann zusätzlich durch eine Infusion markierter Glucose und einer Kombination mit der indirekten Kalorimetrie sowohl zur Bestimmung der hepatischen Glucoseproduktion als auch zur Beurteilung der oxidativen und nicht-oxidativen Glucoseverwertung beitragen. Bei der euglykämischen Clamp-Technik wird der Blutzucker durch Insulininfusionen in den euglykämischen Bereich gesenkt und dort durch Gabe von Glucose konstant gehalten. Die benötigte Glucosemenge ist dabei ein Maß der

Insulinwirksamkeit bzw. Insulinresistenz (☞ Abb. 5.2).

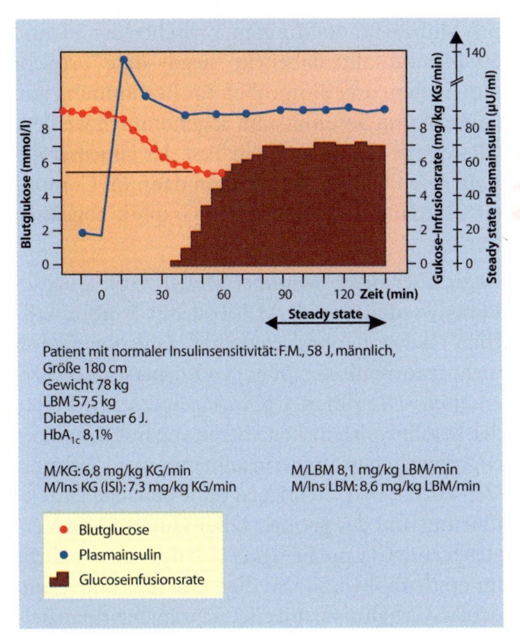

Abb. 5.2: Euglykämische Glucose-Clamp-Technik. Beispiel (252).

Der Test beginnt mit einer Vorlaufzeit der Blutzuckerkontrolle von 30 bis 60 Minuten, nach der eine Insulin-Bolusinfusion ("Priming") über 10 Minuten, berechnet auf die Körperoberfläche gestartet wird. Danach schließt sich eine kontinuierliche Insulininfusion mit 40 mE/m^2/min an, um eine stabile Euglykämie zwischen der 80. und 140. Minute zu erreichen. Dabei werden Plasmainsulinkonzentrationen von 80-130 uE/ml erreicht. Die Glucoseinfusion (20 %-Lösung) wird bei einem Blutzucker von 110 mg/dl gestartet mit dem Zielwert 100 mg/dl. Aus dem jeweils aktuell gemessenen Blutzucker wird die zur Euglykämie notwendige Glucoseinfusionsrate mittels PC-Programm berechnet (252).

Als Meßgröße der Insulinsensitivität gilt die Glucoseinfusionsrate (M). Insulinresistenz besteht bei einem M- Wert von kleiner 4,7 mg/kg KG/min und bei einer Insulininfusionsrate von 1 mE/kgKG/min (25). Als Insulinsensitivitätsindex (ISI) wird die Glucoseinfusionsrate im Stadium der stabilen Euglykämie, bezogen auf die Plasmainsulinkonzentration, bezeichnet.

5.2.2. "Minimal Model"-Analyse (MINIMOD)

Als Alternative zur Glucose-Clamp-Technik wird in der klinischen Forschung heute auch vielfach der intravenöse Glucosetoleranztest mit "Minimal Model"-Analyse zur Bestimmung der Insulinsensitivität eingesetzt (25). Nach Gabe eines Glucosebolus (0.3 g pro kg KG) werden über einen Zeitraum von 4-5 Stunden Blutzucker und Plasmainsulin bestimmt. Mittels eines mathematischen Computermodels wird daraus dann ein Insulinsensitivitätsindex berechnet.

MINIMOD hat den Vorteil eines dynamischen Tests. Er ist einfacher durchzuführen und für Probanden und Untersucher weniger belastend. Voraussetzung ist jedoch die Beherrschung der Computermodelle. Eine Anwendung bei Diabetikern, insbesondere mit geringen endogenen Insulinreserven, ist in seiner Aussage jedoch problematisch (50;252).

5.2.3. Der orale Glucosetoleranz-Test (OGTT)

Bei Verwendung des OGTT kann die Insulinsensitivität und die Insulinsekretion mit ausreichender Genauigkeit unter gleichzeitiger Verwendung von demographischen Parametern (BMI) vorhergesagt werden (233).

MATSUDA und DE FRONZO (1999) hatten in diesem Zusammenhang bereits einen neuen Insulin-Sensitivitäts-Index (ISI) vorgeschlagen und fünf Insulin- und Blutzuckermessungen zwischen 0 und 120 Minuten nach OGTT benutzt. Dabei zeigte sich eine hohe Korrelation zu den Werten aus dem euglykämischen Clamp. Deshalb wird dieser Test auch trotz der noch immer beträchtlichen Kosten vor allem für die Bestimmung einer Insulinresistenz in einer epidemiologischen Untersuchung vorgeschlagen.

5.2.4. Homöostase-Model (HOMA)

HOMA-IR zur Bestimmung der Insulinresistenz ist das Produkt aus einer einmaligen Nüchtern Insulin- und Glucose-Plasmabestimmung, dividiert durch 22,5 (182;165). Zur Durchführung des Tests werden die Patienten am Abend zuvor auf eine Stoffwechselabteilung aufgenommen, wo ihnen ein intravenöser Katheter in den Vorarm gelegt wird. Die Nüchternwerte für Plasmainsulin und

Blutzucker werden über eine Periode von 15 Minuten in Ruhe bestimmt. Falls gewünscht, kann anschließend die β-Zellfunktion gemessen werden. Dazu erhält der Patient 0.2 g Glucose/kg KG in eine separate Vene infundiert. Die Auswertung erfolgt auch hier mit Hilfe eines Computermodels.

HOMA ist bei nicht diabetischen, dicken Patienten offensichtlich eine verläßliche und vor allem einfache Methode zur Bestimmung der Insulinempfindlichkeit. Es besteht eine starke Korrelation zwischen der im Clamp bestimmten Glucoseverwertung (34) und dem "Minimal Model" (88) mit der für einen statischen Zeitpunkt mit HOMA berechneten Insulinsensitivität.

5.2.5. Insulinspiegel

Die Bewertung der Insulinempfindlichkeit aus einer einzigen Blutprobe wurde von BRUN et al. (1998) ohne Verwendung der aktuellen Blutglucose vorgeschlagen. Der Index SI = 40/SI wurde dabei als verläßlich und einfach beschrieben (197). Bei Vorliegen eines größeren β-Zelldefektes ist die Aussage jedoch stark eingeschränkt.

5.2.6. Insulin-Sensitivitäts-Index (ISI)

MATSUDA und DEFRONZO (1999) beschrieben vor kurzem einen neuen Insulinsensitivitäts-Index, der sich aus dem Blutzucker- und Insulinspiegel nach einer oralen Glucosebelastung berechnen läßt und zur Glucoseclearance während des euglykämischen hyperinsulinämischen Clamps sowie zum homeostasis model assessment insulin resistance index (HOMA-IR) hoch signifikant korreliert. Seine spezielle Empfehlung zur Anwendung bei epidemiologischen Studien wurde jedoch von MANNUCCI et al, (2000) wegen der hohen Kosten für 5 Blutabnahmen und Bestimmungen eher verworfen.

5.2.7. CIGMA

Die kontinuierliche Glucoseinfusion mit Auswertung durch ein Computermodel (CIGMA) ist eine Methode zur Bestimmung der Glucosetoleranz, Insulinresistenz und Messung der β-Zellfunktion, die gegenüber HOMA überlegen ist. Sie kann sowohl bei Nichtdiabetikern als auch bei Typ 2-Diabetikern angewendet werden, bei denen keine Glucosurie vorliegt.

Der Test erfolgt nach einer Vorlaufzeit von 30 Minuten mit Bestimmung der Nüchtern Insulin- und Blutzuckerwerte gefolgt von einer kontinuierlichen Glucoseinfusion von 5 mg /kg Körpergewicht pro Minute für 60 Minuten. Zwischen der 50. und 60. Minute sollte dabei ein "steady state" erreicht sein, in dem drei Blutproben zur Bestimmung von Glucose und Seruminsulin abgenommen werden. CIGMA ist damit auch ein Test der Glucosetoleranz. Die Insulinresistenz kann dann im Computer errechnet oder auf einer Graphik abgelesen werden.

Gegenüber dem "Minimal Model" mit Glucose-Bolus werden im CIGMA-Test mit kontinuierlicher, nahezu physiologischer Glucoseinfusion mehr Informationen über den Körperstoffwechsel erhalten. Die durch CIGMA gemessenen Werte der Insulinresistenz korrelieren eng mit denen des euglykämischen hyperinsulinämischen Clamps. Der Vorteil von CIGMA ist seine einfache Durchführung und der geringe Arbeitsaufwand im Vergleich zum Clamp. Er eignet sich deshalb vor allem für epidemiologische Studien und für Länder und Arbeitsverhältnisse mit eingeschränkten finanziellen und methodischen Möglichkeiten.

Nichtmedikamentöse und medikamentöse Therapie der Insulin-resistenz

6. Nichtmedikamentöse und medikamentöse Therapie der Insulinresistenz

Die Behandlung einer Insulinresistenz muß sich trotz des schnell wachsenden Verständnisses über genetische Ursachen und die möglichen Störungen in der Signaltransduktion im Postrezeptorbereich bis heute auf die erworbene Insulinresistenz beschränken. Dies beinhaltet zuerst einmal die Prävention sowie die Erkennung und Beseitigung der Ursachen. Im folgenden werden wir uns dann vorrangig mit der Therapie der Insulinresistenz als Ausdruck eines zellulären Defekts im Insulinrezeptor- und Postrezeptorbereich befassen, da sie im klinischen Bereichs zu den häufigsten Störungen führen.

- Gewichtsnormalisierung
- Faserreiche Ernährung
- Körperliche Bewegung
- Behandlung von
  - Dyslipoproteinämie
  - Hypertonie
  - Hyperglykämie
- Nikotinkarenz

Tab. 6.1: Therapiekonzepte bei Insulinresistenz; Beseitigung der erworbenen Ursachen.

6.1. Umstellung der Ernährung

Die häufigste Ursache einer nutritiven und damit erworbenen Insulinresistenz ist in Zeiten des Wohlstandes eine kalorische Überernährung mit den Folgen einer Adipositas.

In Deutschland leiden heute 30 Prozent der Bevölkerung an Übergewicht (BMI > 25), 16 Prozent haben eine Adipositas (BMI >30), die inzwischen auch immer häufiger bei Kindern zu beobachten ist. Besonders eine *fettreiche Ernährung* und der übermäßige Genuß von *Alkohol* fördern die Entstehung der viszeralen Stammfettsucht ("Bierbauch"), welche im Rahmen des Metabolischen Syndroms mit einem hohen Maß an endogener und erworbener Insulinresistenz und der Neigung zum Typ 2-Diabetes mellitus einhergeht.

Das Therapieziel einer Gewichtsnormalisierung und damit der Verbesserung einer erworbenen Insulinresistenz ist auf Dauer aber nur zu erreichen, wenn eine Kalorienrestriktion auch mit einer *Änderung des Eßverhaltens* einhergeht. Eine Ernährungsberatung sollte deshalb immer mit einer individuellen Ernährungsanamnese beginnen, um Fehler im Eßverhalten und im Lebensstil des Betroffenen zu erkennen und korrigieren zu können. Nur so kann die Wahrscheinlichkeit erhöht werden, daß die Ernährung auch über längere Zeit den Kalorienbedarf nicht überschreitet. Eine Gewichtsreduktion sollte aber nur langsam angegangen werden, um zu eingreifende Veränderungen im Stoffwechsel zu vermeiden und ein bleibendes Umdenken im Eßverhalten zu ermöglichen. Gleichzeitig ist eine gesteigerte körperliche Aktivität nötig, um den Abbau an körpereigenem Eiweiß auf ein Minimum zu reduzieren. Ein Verlust der Muskelmasse, sei es durch Inaktivität oder durch hypokalorische Ernährung, verursacht immer auch eine Zunahme der Insulinresistenz.

In der OSLO-Studie konnte bei Typ 2-Diabetes ein Jahr nach Ernährungsumstellung eine signifikante Verbesserung der Insulinresistenz dokumentiert werden (242). Noch größer war der Effekt bei einer Kombination von Diät und körperlicher Aktivität. Keine Wirkung konnte in dieser Studie hingegen durch körperliche Aktivität allein erreicht werden. "Life style changes" sind somit in der Lage, die Entwicklung des Insulinresistenz-Syndroms rückgängig zu machen, oder zumindest die Entstehung merklich zu verzögern.

Eine Kalorienrestriktion führt durch eine Erniedrigung der Blutzuckers innerhalb von 1-2 Tagen auch zu einer Senkung des postprandialen Insulinanstiegs, der nach 1-2 Wochen auch von einer Verringerung der Nüchtern-Insulinwerte begleitet wird. Ursache dafür ist eine verbesserte Insulinempfindlichkeit als Folge einer Zunahme der Insulinrezeptorzahl und einer gesteigerten Rezeptoraffinität.

Bei mäßigem Übergewicht sollte eine Gewichtsreduktion anfänglich aber vorzugsweise nicht durch eine Kalorienrestriktion sondern durch eine qualitative Umstellung der Ernährung erfolgen. Fett, das in Form der versteckten Fette mengenmäßig und in seinem Kaloriengehalt oft unterschätzt wird, sollte wegen der hohen Energiedichte deutlich auf unter 35 Kalorienprozent reduziert werden.

> Eine fettreiche Nahrung führt zu einer verminderten Insulinempfindlichkeit.

Bei Kohlenhydrat-reduzierter und fettreicher Ernährung wird die Fettoxidation dabei schrittweise innerhalb von 7 Tagen der Fettaufnahme angepaßt. Gleichzeitig kommt es zu einer Entleerung der Glykogenreserven und einer Verringerung der Glucoseoxidation im Muskelgewebe.

In Deutschland werden heute bis zu 50 Prozent der täglichen Kalorien in Form von Fett verzehrt. Nach den Empfehlungen der Deutschen Gesellschaft für Ernährung (DGE) sollte der Fettanteil jedoch auch bei der Normalbevölkerung unter 35 Prozent der Gesamtkalorien liegen. Besonders der Anteil an gesättigten Fettsäuren sowie der hoch atherogenen Transfettsäuren sollte insgesamt weniger als 10 Prozent der Gesamtkalorienmenge betragen. Vielfach ungesättigte Fettsäuren (PUFA) sollten ebenfalls 10 Prozent nicht übersteigen.

Die Verwendung einfach ungesättigter Fettsäuren (MUFA) wie etwa die Ölsäure (Olivenöl), kann hingegen, wie in der "Mediterranen Kost" üblich, liberal gehandhabt werden. Vielfach ungesättigte Fettsäuren (PUFA) können in Form von ω3-Fettsäuren (**Fischöl**) die Insulinempfindlichkeit verbessern. Dieser Effekt kommt vorrangig durch eine Senkung der Serumtriglyceride zustande, die bis zu 50 % betragen kann. Bei Eskimos konnte gezeigt werden, daß die *Abnahme* von ω3- Fettsäuren in der Ernährung für eine erhöhte Insulinresistenz und für die Zunahme des Typ 2-Diabetes verantwortlich ist. Einfach ungesättigte Fettsäuren in Form von **Ölsäure** führen im Vergleich zu einer Kohlenhydrat-reichen Kost bei insulinresistenten Typ 2-Diabetikern auch zu einer Senkung der Blutzucker, der Serumtriglyceriden sowie zu einem geringeren Insulinbedarf (89).

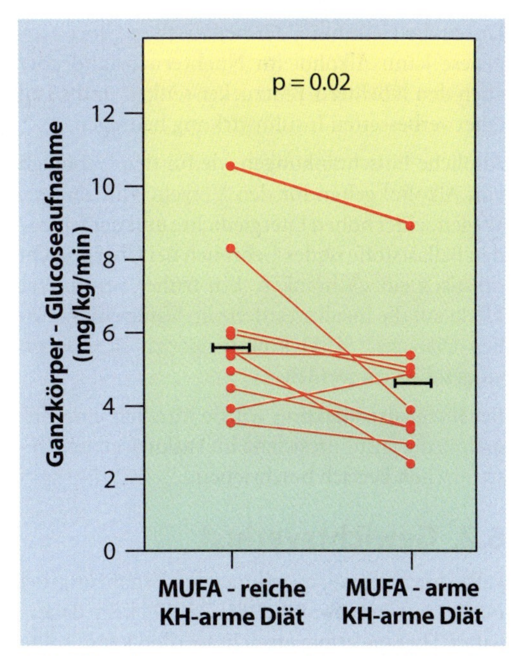

Abb. 6.1: Glucoseverwertung beim euglykämischen Clamp nach einer Ernährung reich und arm an einfach ungesättigten Fettsäuren (187).

In einer Clampstudie konnte gezeigt werden, daß durch eine Ernährung, reich an einfach ungesättigten Fettsäuren (30 Kalorienprozent MUFA) gegenüber 60 % Kohlenhydrate, die Insulinresistenz bei Nicht-Insulin-abhängigen Diabetikern signifikant gesenkt werden kann (187). Der Glucose/Insulin-Quotient steigt unter einer MUFA-reichen Ernährung deutlich an (75). Die genau Ursache dafür ist zur Zeit noch unklar. Teilweise kann dafür aber die begleitende Verringerung von Blutzucker, Seruminsulin und Triglyceriden verantwortlich gemacht werden.

Alkohol ist nicht nur ein bedeutender Kalorienlieferant, sondern auch ein Appetitanreger. Beim Bier wird der Kaloriengehalt zusätzlich zum Alkohol noch durch Malzzucker erhöht. Bei der Entstehung der viszeralen Stammfettsucht mit Insulinresistenz hat Alkohol ursächlich einen hohen Stellenwert.

> Zur Gewichtsreduktion und damit Verbesserung einer Insulinresistenz bei Übergewicht, sollte deshalb die Alkoholmenge auf ein Minimum gesenkt werden.

Durch die Hemmung der hepatischen Gluconeogenese kann Alkohol im Nüchternzustand aber auch den Nüchtern-Blutzucker senken und so zu einer verbesserten Insulinwirkung beitragen.

Ähnliche Einschränkungen wie für den Gebrauch von Alkohol gelten für den Verzehr von **Zucker.** Wegen seiner hohen Energiedichte und der fehlenden Ballaststoffe ist der Gebrauch bei Übergewicht drastisch einzuschränken. Ein früher vermuteter Effekt auf die Insulinresistenz im Sinne eines "Cohen-Diabetes" (151) konnte jedoch inzwischen ausgeschlossen werden.

Bei **Kochsalzrestriktion** wurde kürzlich eine Zunahme der Insulinresistenz im vaskulären und systemischen Bereich beschrieben.

6.2. Gewichtsverlust

Falls durch eine Umstellung der Ernährung bei mäßigem Übergewicht (BMI 25-30) kein dauerhafter Therapieerfolg erreicht werden kann, sollte eine kalorienreduzierte Mischkost begonnen werden. Das Therapieziel ist die Einsparung von etwa 250 bis 300 Kalorien täglich, gleichbedeutend mit einer Gewichtsabnahme von 1-2 kg pro Monat. Bei ausgeprägter Adipositas mit einem BMI von 30-40 kann mit einer stärker kalorienreduzierten Kost (very low caloric diet, VLCD), etwa in Form einer Formula-Diät mit 300-700 Kalorien, ein wesentlich besserer Erfolg erreicht werden. Dabei muß jedoch die Mindestzufuhr von 25 g Eiweiß und 7 g Fett gesichert sein (251).

Bei Extremformen wie einer *Adipositas per magna* mit einem BMI > 4o, kann als Kurzzeittherapie eine *modifizierte Nulldiät* mit 300 Kalorien angewendet werden. Bei den interventionellen Therapien zur Dauerbehandlung hat sich in letzter Zeit vor allem das "gastric banding" bewährt. Andere heroische Maßnahmen und chirurgische Eingriffe sollten nur bei akuter Gefährdung durchgeführt werden.

Pharmakotherapie der Adipositas

Bei der medikamentösen Behandlung der Adipositas stehen heute eine Reihe an neuen und wirkungsvollen Substanzen zur Verfügung.

Sibutramin

Sibutramin verhindert die Wiederaufnahme von Serotonin- und Noradrenalin in die präsynaptischen Neuronen des Hypothalamus. Dadurch wird das Sättigungsgefühl verstärkt und der Energieverbrauch durch eine Steigerung des Grundumsatzes erhöht. In einer Dosierung von 10-15 mg täglich wurde in 12 Wochen ein Gewichtsverlust von 2,4 kg bei Diabetikern und 7,7 kg bei Nichtdiabetikern beschrieben. Die Ansprechrate lag bei etwa 90 %. Je höher das Ausgangsgewicht, desto effektiver ist der Therapieerfolg. In Einzelfällen wird auch bei Diabetikern mit einer Adipositas per magna von einem Gewichtsverlust von 1 kg pro Woche oder 17 kg in 4 Monaten berichtet (193).

Weitere Wirkstoffe

Zur Gruppe der neueren anorektischen Substanzen zählen auch:

- Orlistat
- Leptin
- Phenterminmethylpropion und
- β-3-Agonisten

Von diesen hat das letztere den größten potentiellen Benefit, indem Stoffwechsel und Energieverbrauch am stärksten angeregt werden (120). Die Langzeiterfahrungen ist aber bisher noch beschränkt. Grundsätzlich sollte immer eine konventionelle Ernährungsumstellung bevorzugt werden. Eine Pharmakotherapie sollte Einzelfällen mit chronischem Therapieversagen und bei Multimorbidität vorbehalten bleiben.

6.3. Körperliche Aktivität

Neben der Masse und der anatomischen Lokalisation von Fettgewebe ist die periphere Muskulatur das wichtigste Organ, das die Insulinempfindlichkeit bestimmt. Vor allem die postprandiale Hyperglykämie wird durch die periphere Muskulatur reguliert. Durch körperliche Aktivität werden der Kalorienverbrauch erhöht und eine Gewichtsabnahme beschleunigt. Gleichzeitig wird die Muskelmasse erhöht und die Insulinwirkung verbessert. Körperliche Aktivität verbessert damit gleichzeitig die Glucosetoleranz, das Lipidmuster und senkt den Blutdruck.

Der Hauptdefekt bei einer gestörten Insulinwirkung ist bei Diabetikern eine verminderte nichtoxidative Glucoseaufnahme und Glykogensynthese als Folge einer gestörten Glykogensynthaseaktivität. Körperliches Training führt bei Diabetikern und Nichtdiabetikern zu einer akuten Verbesserung der Blutzuckerwerte und zu einer Senkung erhöhter Insulinspiegel.

Bereits durch eine kurze, aber intensive körperliche Betätigung

- wird die Insulin-vermittelte Glucoseaufnahme gesteigert
- sinkt der Blutzucker und
- fallen die Insulinspiegel ab

Diese Effekt hält aber nur für weniger als 24 Stunden an (62).

Durch die Kombination von Diät mit einer Verringerung der Nahrungszufuhr um 1000 Kalorien täglich sowie einer gesteigerten körperlichen Tätigkeit (aerobe oder Widerstandsübungen) kann die Wirkung auf die Gewichtsabnahme, die Insulinspiegel und die Verbesserung der Insulinresistenz wesentlich gegenüber der Wirkung von Diät alleine verstärkt werden (203). Durch die Kombination beider Therapieformen kann gezielt auch ein Abbau der Stammfettsucht mit Verringerung der viszeralen Adipositas erreicht werden

In wieweit die Zunahme einer Insulinresistenz bei Typ 1-Diabetikern mit Depressionen Folge der Depressionen per se, oder Folge einer damit einhergehenden Verringerung der körperlichen Aktivität ist, ist vorläufig noch unklar.

Um eine länger andauernde Verbesserung der Insulinempfindlichkeit zu erhalten, muß mindestens jeden 2. Tag trainiert werden.

Bereits nach 1-2 Wochen Pause nimmt der Trainingserfolg ohne Sport wieder ab (228). Während dieser Zeit muß sich der Diabetiker jedoch auch der verbesserten Insulinwirkung bewußt sein und seine blutzuckersenkenden Medikamente reduzieren. So muß etwa nach einem intensiven Tennisspiel am Abend die Insulindosis am nächsten Morgen deutlich (um ein Drittel) reduziert werden.

Bei der Trainingsanpassung an die Herz- und Kreislaufsituation des einzelnen Patienten sollte in der Ausdauerbelastung ein Maximalpuls von 170/min minus Lebensalter nicht überschritten werden. In Sportgruppen sollte dieser Effekt mit verhaltens- und sozialmedizinischen Effekten und Vorteilen verbunden werden und kann dadurch wesentlich erfolgreicher sein. Nicht zuletzt führt körperliche Aktivität, am besten in Form von Gruppensport, auch zu einer Verbesserung der Lebensqualität.

Die Empfehlung für eine sportliche Betätigung von Patienten mit Metabolischem Syndrom und/oder Diabetes mellitus verlangt zuvor aber nach einer sorgfältigen ärztlichen und hier vor allem kardiologischen Diagnostik, um akute und chronische Kontraindikationen zu erkennen und Schaden beim Patienten zu vermeiden (☞ auch Kap. 4.8.)

6.4. Nichtinsulinotrope Blutzuckersenkung

Alle Maßnahmen, die zu einer Senkung des Blutzuckers führen, bewirken dadurch auch eine Verbesserung der Insulinempfindlichkeit. Neben nutritiven Veränderungen und körperlicher Aktivität (life style changes) zählen hierzu auch alle antidiabetischen pharmakotherapeutischen Maßnahmen. Durch eine Senkung des Blutzuckers wird der Insulinspiegel erniedrigt und die Zahl und die Affinität der Insulinrezeptoren erhöht. Durch die Senkung des Blutzuckers wird über den verminderten glukotoxischen Effekt mit einer Veränderung des Hexosaminstoffwechsels (☞ Kap. 3.2.8.) auch die Translokations des Glucosetransporters GLUT4 verstärkt und so die Signaltransduktion des Insulins im Postrezeptorbereich verstärkt.

Aus klinischer Sicht kann dies auch unter der insulinotropen Wirkung von Sulfonylharnstoffen (SH) beobachtet werden. Obwohl SH die Insulinsekretion stimulieren, ist bereits wenige Monate nach Therapiebeginn eine verbesserte Insulinempfindlichkeit zu beobachten. Dies ist Folge des verringerten glukotoxischen Effektes nach Blutzuckersenkung sowie der im Vergleich zum Therapiebeginn niedrigeren Insulinspiegel.

- Alle blutzuckersenkenden Medikamente verbessern die Insulinresistenz. Vorrangig aber solche, die nicht gleichzeitig insulinotrop sind:
  - Acarbose
  - Metformin
  - Thiazolidindione
- Medikamente zur Senkung der Hypertriglyceridämie
- Blutdrucksenkende Substanzen aus der Gruppe der
  - ACE-Hemmer
  - Calciumantagonisten (Dihydropyridintyp)
  - Vasodilatierende β-Blocker

Tab. 6.2: Therapiekonzept bei Insulinresistenz; Medikamente.

6.4.1. α-Glucosidase-Hemmer (GLH)

Unter der Wirkung von

- Acarbose
- Miglitol und
- Voglibose

kommt es an der Oberfläche der Darmmukosazellen zu einer kompetitiven, aber reversiblen **Hemmung von kohlenhydratspaltenden Darmenzymen**, vor allem der Oligo-und Disaccharide aus der Gruppe der α-Glucosidasen. Die Resorption von Monosacchariden, wie Glucose und Fructose oder die Aktivität der Beta-Glucosidase Lactase wird dabei jedoch nicht beeinträchtigt.

Die Folge ist eine deutliche Verringerung des postprandialen Blutzucker- und des reaktiven Insulinanstiegs. HbA_{1c} sinkt durchschnittlich um 0,5 bis 1,2 % ab. Der Nüchterblutzucker verringert sich nach einigen Wochen dauerhaft um etwa 10 bis 20 mg/dl. Hypoglykämien treten unter einer GLH-Monotherapie aber nicht auf.

Die Insulinempfindlichkeit kann durch Acarbose erhöht werden durch

- die Senkung des Blutzuckers (glukotoxischer Effekt)
- die gleichzeitige Verringerung des Insulinspiegels sowie
- eine Reduzierung des postprandialen Triglyceridanstiegs (16)

Bei Patienten mit gestörter Glucosetoleranz konnte nach 3 Monaten Behandlung mit 3x100 mg Acarbose im hyperglykämischen Clamp die Insulinempfindlichkeit um etwa 40 % verbessert werden (46,148).

Bei Typ 2-Diabetes hatten MENELLY und Mitarbeiter (168) nach 4 bzw 12 Monaten Acarbose ebenfalls eine signifikante Verbesserung der Insulinresistenz nachweisen können, was jedoch zuvor von anderen nicht beobachtet worden war. Dazu trägt auch eine Steigerung des Darmhormons GLP-1 (glucagon like peptide-1) bei, welches über einen "priming effect" der Insulinsekretion dessen Wirksamkeit erhöht und gleichzeitig das Appetitzentrum hemmt (94). Zusätzlich wird als Folge eines GLP-1 Anstieg unter Acarbose auch eine verzögerte Magenentleerung beobachtet.

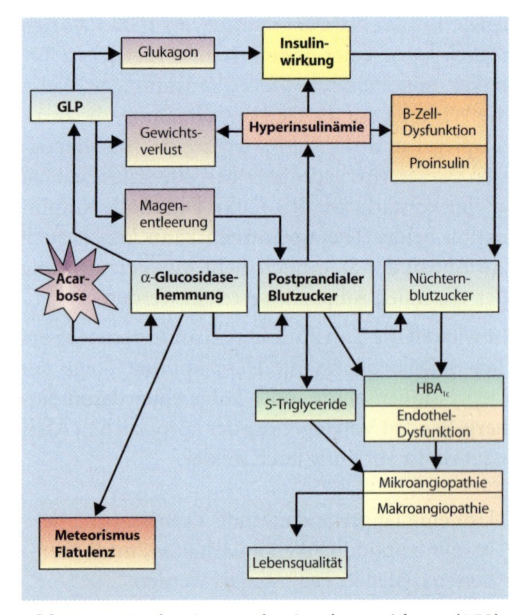

Abb. 6.2: Mechanismen der Acarbosewirkung (152).

Als Folge der durch Acarbose verringerten Insulinresistenz/Hyperinsulinämie konnte bei Patienten mit polycystischem Ovar (☞ Kap. 4.3.) auch eine Verringerung erhöhter Testosteronspiegel beobachtet werden, die für das Krankheitsbild verantwortlich sind (92). Bei adipösen Patienten mit einer gestörten Glucosetoleranz konnten wir unter einer Acarbose-Behandlung nicht nur eine deutliche Abnahme der Insulinresistenz, sondern auch eine Abnahme des Proinsulinanteils im Plasma als

Ausdruck einer "Entlastung" der β-Zelle von Permanenter Hyperinsulinämie, dokumentieren (149). Die Verbesserung der Insulinwirkung erklärt auch die Senkung des Nüchternblutzuckers, der unter einer Langzeitbehandlung mit Acarbose zu beobachten ist(106).

Eine Verringerung der postprandialen Hyperglykämie und Verbesserung der Insulinempfindlichkeit macht Acarbose damit zu einem Medikament der Wahl, um die Stoffwechselveränderungen des Metabolischen Syndroms, allen voran die Insulinresistenz zu korrigieren (47). Inwieweit durch die Entlastung der β-Zelle damit aber auch der Übergang von einer gestörten Glucosetoleranz zu einem manifesten Diabetes verhindert oder verzögert werden kann, muß erst die Auswertung mehrerer laufender Interventionsstudien in den nächsten Jahren zeigen. Eine dieser Präventionsstudien ist der STOP-NIDDM Trial.

Stop-NIDDM

Es gilt heute als allgemeine Lehrmeinung, daß der Typ 2-Diabetes vor seiner klinischen Manifestation eine Phase der gestörten Glucosetoleranz (IGT) durchläuft. Diese präklinische Stoffwechselstörung findet sich bei 5 bis 10 % der europäischen und 10 bis 20 % der nordamerikanischen Bevölkerung (137).

> Sie ist charakterisiert durch eine Insulinresistenz und Hyperinsulinämie und geht mit einer Häufung an kardiovaskulären Risikofaktoren einher, zu denen
> - Stammfettsucht
> - Hypertonie und
> - Dyslipidämie
>
> zählen, wie sie auch unter der Bezeichnung
> - Metabolisches Syndrom
>
> zusammengefaßt werden.

Die Insulinresistenz gilt dabei als der auslösende Faktor der Glucoseintoleranz. Anfänglich kann die Insulinresistenz durch eine kompensatorische Hyperinsulinämie in ihrer Blutzuckerwirksamkeit noch neutralisiert werden und so eine Euglykämie auch über längere Zeit erhalten werden. Die reaktive Hyperinsulinämie verstärkt aber gleichzeitig die Insulinresistenz und fördert so eine frühzeitige (vorzeitige ?) "Erschöpfung" der β-Zellfunktion. Erst jetzt entsteht ein klinisch manifester Typ 2-Diabetes, der mit seinen erhöhten Blutzuckerwerten auch die schon bestehende Insulinresistenz weiter verstärkt (Glucosetoxizität). Dieser Vorgang kann jährlich bei etwa 10 % der Patienten mit gestörter Glucosetoleranz beobachten werden.

Aus dem Verständnis dieser pathogenetischen Entwicklung ergab sich zwangsläufig die Überlegung, bereits im Stadium der gestörten Glucosetoleranz den postprandialen Blutzuckeranstieg und damit die Hyperinsulinämie zu behandeln, um so eine weitere Zunahme der Insulinresistenz zu vermeiden und die Erschöpfung der β-Zelle und die Rate an Neumanifestationen von Typ 2-Diabetes zu verringern.

Die STOP-NIDDM-Studie ist eine multicentrische, Placebo-kontrollierte, randomisierte Untersuchung, die 1997 in neun europäischen und nordamerikanischen Ländern begonnen wurde und nach einer Laufzeit von vier Jahren im Jahre 2001/2002 zur Auswertung kommen soll. Insgesamt wurden 1418 Personen mit einer gestörten Glucosetoleranz randomisiert und mit Acarbose oder Placebo behandelt (45).

- Von *primärem Interesse* ist dabei die Zahl derjenigen Probanden, die in dem genannten Zeitraum einen manifesten Diabetes neu entwickeln (OGTT)
- Zu den *sekundären Zielwerten* gehört die Entwicklung der Glucosetoleranz unter Placebo oder Acarbose, sowie der Verlauf der Insulinresistenz (Minimal Model)
- Weiterhin werden das arteriosklerotische Risikoprofil sowie die Zahl von kardiovaskulären Ereignissen dokumentiert

> Falls die jährlich zu erwartende Rate an neumanifestiertem Typ 2-Diabetes um mehr als 35 % verringert werden kann, würde die Studie als klinisch bedeutungsvoll und eine entsprechende Prävention als relevant für eine Kostenersparnis angesehen werden.

In der DA QING-Studie (185) konnte allein durch eine Änderung der Lebensverhältnisse (life style changes) eine Verringerung der Konversionsrate von IGT zu manifestem Diabetes um etwa 40 % erreicht werden.

Weitere Interventionsstudien

- mit Acarbose als Dutch Acarbose Intervention Trial (DAISI) in Holland
- mit Acarbose/Metformin in Großbritannien: Early Diabetes Intervention Trial (EDIT)
- das Diabetes Prevention Program (DDP) mit Diät, körperlichem Training und Metformin

6.4.2. Metformin

Der blutzuckersenkende Effekt von Metformin beruht auf unterschiedlichen Wirkmechanismen:

- Verminderung der Kohlenhydratresorption
- Hemmung der Gluconeogenese und Glykogenolyse in der Leber
- verstärkte Glucoseutilisation in der Skelettmuskulatur
- anorexigene Wirkung

Hauptwirkorte sind neben dem Darm aber vor allem die Leber und das Muskelgewebe.

Eine Senkung der Blutzuckers durch Metformin wird nur bei erhöhten Werten des Diabetikers, aber nicht bei Normalpersonen beobachtet. Je höher der Blutzucker, desto stärker ist die Wirkung. Dabei handelt es sich jedoch mehr um einen antihyperglykämischen Effekt als um eine hypoglykämisierende Wirkung. Metformin führt deshalb in der Monotherapie auch nicht zur Unterzuckerung.

Die Wirkung von Metformin am Muskelgewebe beruht auf einer Hemmung der phosphorylierenden Oxidation und kommt durch Interaktionen mit dem Insulinrezeptor und nachgeschalteten Stoffwechselreaktion zustande. Dabei stellt die Zellmembran primär einen wichtigen Wirkort für Metformin dar. Die Zahl der low-affinity-Bindungsstellen für Insulin wird durch Metformin erhöht. Metformin verstärkt so die Wirkung des körpereigenen und exogen zugeführten Insulins. Die Wirkung von Metformin und Insulin ist synergistisch, wobei eine beidseitige Abhängigkeit vorhanden ist:

- Metformin steigert die Wirkung von Insulin in insulinsensitiven Zellen

während umgekehrt

- niedrige Insulinkonzentrationen den Effekt von Metformin in nicht insulinsensitiven Geweben erhöhen

Metformin ist besonders wirksam bei der Hemmung der gesteigerter Gluconeogenese der insulinresistenten Leber von adipösen Typ 2-Diabetikern und damit bei der Senkung eines erhöhten Nüchternblutzuckerspiegels.

Metformin verringert die Insulinresistenz. In zahlreichen Studien konnte beobachtet werden, daß im euglykämischen hyperinsulinämischen Clamp die Insulinsensitivität besonders bei übergewichtigen Typ 2-Diabetikern nach einigen Wochen Behandlung mit Metformin signifikant gesteigert werden konnte, auch wenn Gewichtsverlust und Verringerung der Serumtriglyceride als begleitende Ursache berücksichtigt wurden (155). Dadurch hat Metformin auch bei der Behandlung von Patienten mit gestörter Glucosetoleranz sowie beim Insulinresistenz-Syndrom eine hervorragende Indikation und seinen therapeutischen Einsatz gefunden (213). Bei übergewichtigen Insulin-behandelten Typ 2-Diabetikern konnte durch die zusätzliche Gabe von Metformin die Insulinresistenz deutlich verbessert und die Insulindosis um bis zu 30 % reduziert werden.

- Nüchternblutzucker und Postprandiale Hyperglykämie
- Hyperinsulinämie (Insulinsensitivität)
- Serumtriglyceride
- HDL-Cholesterin
  LDL-Cholesterin
- Lipoprotein α
- Körpergewicht (Fettgewebe)
- Thrombocytenaggregation
- PAI-I
- Vit. B_{12}

Tab 6.3: Wirkung von Metformin bei Typ 2-Diabetes.

Molekulare Wirkung von Metformin

Entscheidender für die Wirkung von Metformin ist wahrscheinlich aber, daß die Substanz aktiv in die frühen Schritte der Postrezeptor-Signaltransduktion eingreift. Bei Typ 2-Diabetikern konnte eine deutliche Verstärkung der Aktivität der Tyrosinrezeptorkinase nach Metforminbehandlung nachgewiesen werden. Durch eine Potenzierung der Phosphotidylinositol(PI)-3-Kinase (101) kommt es zu

- einer vermehrten Expression des Glucosetransporters GLUT1
- einer gesteigerten Translokation von GLUT4 und damit
- zur Steigerung der Glucoseaufnahme in Muskel- und Fettgewebe

Die Bindung von Metformin an mitochondriale Membranen sowie die Beeinflussung der mitochondrialen Atmung hingegen ist bei normalen pharmakologischen Dosen eher schwach.

Metformin führt vorrangig zur Senkung eines erhöhten Nüchternblutzuckers. Eine Verringerung der postprandialen Hyperglykämie tritt unter Metformin erst zweitrangig durch eine Minderung der Kohlenhydratresorption im Darm und nach mehrtägiger Behandlung, durch eine gesteigerten Glucoseaufnahme in das Muskelgewebe auf. Der begleitende anorexigene Effekt von Metformin ist gering und wohl eher durch die fehlende Insulinstimulation als durch die jeweiligen Nebenwirkungen zu erklären.

Bei übergewichtigen, hyperglykämischen, insulinresistenten Patienten ist Metformin eine wirksame Substanz zur Verbesserung der Insulinresistenz. Es mindert den glukotoxischen Effekt, senkt vorrangig den Nüchtern-Blutzuckerspiegel und bewirkt eine Verringerung der Serumtriglyceride um etwa 30 %.

In Verbindung mit Acarbose besteht eine wirksame Kombination zur Behandlung der erworbenen Insulinresistenz.

6.4.3. Thiazolidindione (Insulinsensitizer)

Thiazolidindione, ursprünglich als Antioxidantien entwickelt, sind eine neue Substanzklasse, die, abhängig vom Zelltyp, in dem sie wirken, als Agonisten oder Antagonisten des Zellkernrezeptors PPARγ (Peroxysomen Proliferator Activated Rezeptor vom Gamma-Typ) funktionieren und welche die Insulinwirkung bei Diabetikern und Prädiabetikern verbessern, ohne die Insulinsekretion zu beeinflussen. Thiazolidindione sensibilisieren sowohl Muskel- wie auch Lebergewebe für die hypoglykämische Wirkung von Insulin.

Dadurch kann eine Senkung der Insulinresistenz bis um 40 % erreicht werden.

Ihre Wirkung ist noch nicht vollständig bekannt, betrifft aber weder den Insulinrezeptor noch den unmittelbaren Postrezeptorbereich. Durch die Stimulierung von **Zellkernrezeptoren** haben sie vielmehr die Fähigkeit, nach längerer Exposition die Expression von Glucosetransportern (GLUT4) und von Lipoproteinlipase zu erhöhen und die Expression von Leptin und TNFα zu unterdrücken.

Nukleäre Rezeptoren stellen Transkriptionsfaktoren dar, die mit spezifischen DNS-Abschnitten interagieren. Die resultierenden Proteine wirken in verschiedenen Geweben als Schlüsselproteine, die insulinabhängige Prozesse wie Glucosetransport, Glykogensynthese, Gluconeogenese und Lipidsynthese regulieren (215;235) und die Differenzierung von Präadipocyten zu Adipocyten steigern. Durch Stimulation der Adipogenese kommt es zu einer *Zunahme des Fettgewebes.* Auffällig dabei ist vor allem eine Verschiebung von viszeralem Fett in den subcutanen Bereich. Dadurch ergibt sich ein weiterer wichtiger Faktor, der die verbesserten Insulinempfindlichkeit unter Thiazolidindionen erklärt (174). Humanes Muskelgewebe exprimiert nur geringe Mengen an PPARγ. Dennoch tritt keine Zunahme, sondern eine Verringerung der Insulinresistenz auf.

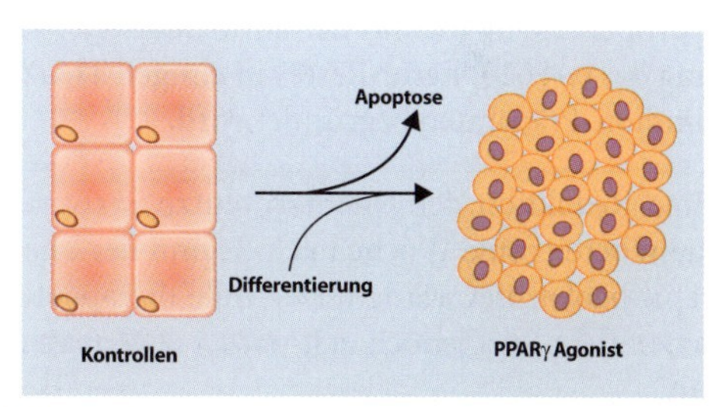

Abb 6.3: Umformung von Fettgewebe durch PPARγ: Bildung von Adipocyten und Neubildung von Präadipocyten (10).

Thiazolidindione fördern die Expression von Enzymen, die für eine gesteigerte und selektive Triglyceridaufnahme in Fettzellen ("steal"-Phänomen) verantwortlich sind. Das Ergebnis ist eine Senkung der freien Fettsäuren und Triglyceride im Plasma um mehr als 20 % (7). Thiazolidindione führen somit zu einer Steigerung der Triglycerid Clearance, was gemäß dem Randle-Mechanismus die Glucoseutilisation fördert und die Insulinresistenz verringert. Gleichzeitig gibt es Hinweise, daß Thiazolidindione Faktoren aus dem Fettgewebe unterdrücken, die für die Entstehung der Insulinresistenz mitverantwortlich sind. Die Hemmung der TNFα- und Leptin-Expression im Fettgewebe ist dafür ein typisches Beispiel (115).

Obwohl PPARγ-Agonisten ihren primären Effekt auf den Stoffwechsel von Fettgewebe ausüben, steigt dadurch auch die Wirksamkeit von Insulin am hepatischen und muskulären Gewebe. Gleichzeitig sinken die peripheren Insulin- und Blutzuckerspiegel. Dieser Effekte ist jedoch nur bei Patienten mit Hyperinsulinämie und Insulinresistenz zu beobachten. Liegt keine Insulinresistenz vor, muß mit einem Therapieversagen ("non-responders") gerechnet werden. Eine Beurteilung im Homöostasemodell (HOMA) ergab, daß bei erfolgreicher Behandlung die Insulinresistenz unter einer Therapie mit 2 bis 8 mg Rosiglitazon/Tag über 26 Wochen um bis zu 25 % verbessert werden kann.

Neueste Untersuchungen lassen vermuten, daß durch PPARγ-Agonisten wie etwa Rosiglitazon auch Chemokine gehemmt werden, die, von Endothelzellen freigesetzt, einen entscheidenden Prozess in der Frühphase der Atherosklerose-Entstehung darstellen (162). Ein weiterer Schutz vor Atherosklerose ergibt sich aus dem Effekt von Troglitazon auf die Entstehung von LDL-Cholesterin-Hydroperoxiden, die mit der antioxidativen Wirkung des α-Tocopherol-Restes in einigen Thiazolidindion-Präparaten begründet wird.

> Eine Reduktion der Nüchternblutzuckerwerte kann bereits eine Woche nach Beginn der Therapie beobachtet werden. Der volle therapeutische Effekt setzt jedoch erst nach 1-2 Monaten ein.

Als Monotherapeutika erreichen die Thiazolidindione eine Blutzuckersenkung, die nur wenig unter der von Metformin oder Sulfonylharnstoffen liegt.

Bei Patienten mit gestörter Glucosetoleranz konnte unter Thiazolidindionen nach einigen Monaten eine völlige Normalisierung des Stoffwechsels beobachtet werden. Zur Zeit sind in Deutschland zwei Präparate auf dem Markt:

- Rosiglitazon
- Pioglitazon

Rosiglitazon

Als Monotherapeutikum ist Rosiglitazon (RSG) eine effektive und nebenwirkungsarme Substanz. Befunde liegen zur Zeit aus vier kontrollierten doppelblinden Studien über 12 Wochen (189) und aus einer aktuellen, multicenter, randomisierten, doppelblinden, Placebo-kontrollierten Studie an über 300 schlecht eingestellten Typ 2-Diabetikern über 8 Wochen vor (179). Rosiglitazon wurde als *Monotherapie* zweimal täglich verabreicht Dabei ergab sich eine deutliche Senkung

- des Nüchternblutzuckers (35 mg/dl)
- des postprandialen Blutzuckers
- des Insulinspiegels (6-12 pmol/l)
- des C-Peptidspiegels
- der freien Fettsäuren
- des HbA_{1c} (0,8-1,5 %) und
- des Fructosamins (FA)

In einer Metaanalyse an 1402 Patienten konnte MATTHEWS (1999) unter 2-8 mg RSG eine Verringerung der Insulinresistenz von 3-25 % zeigen. In einer Dosierung von 2 x 4 mg täglich konnte eine maximale Wirkung und eine identische Senkung des HB-A1c wie durch Glibenclamid erreicht werden (196).

Rosiglitazon ist bei älteren Patienten (> 65 Jahre) gleichermaßen wirksam wie bei jüngeren. Auch zeigt sich kein Unterschied in der Wirkung bei Übergewichtigen (BMI >27) und Normalgewichtigen (53). LDL-Cholesterin steigt unter Rosiglitazon geringfügig an (6 mg/dl), der LDL/HDL-Quotient änderte sich jedoch nicht, da sich gleichzeitig auch das HDL-Cholesterin erhöht. Die Serumtriglyceride bleiben konstant.

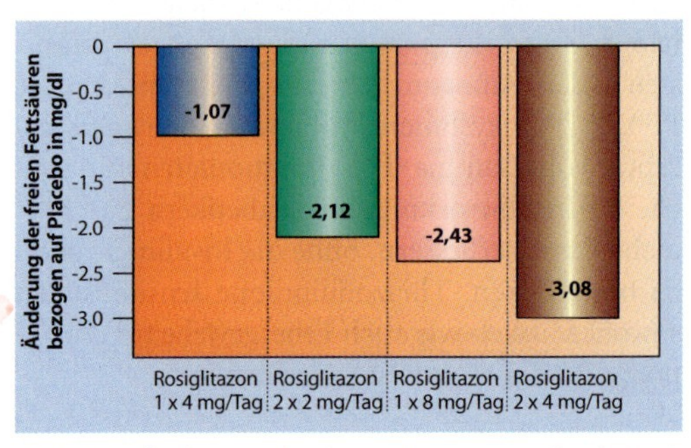

Abb 6.4: Änderung der freien Fettsäuren durch Rosiglitazon nach 26 Behandlungswochen (225).

In Kombination mit Metformin ergibt die zusätzliche Gabe von RSG (4-8 mg täglich) eine Senkung der Insulinresistenz um 20 % und einen Abfall des Nüchternblutzuckers um 40-50 mg/dl (84). In Kombination mit Sulfonylharnstoffen (SH) wird der Nüchternblutzucker um etwa 35 mg/dl und das HbA_{1c} um 0,6 bis 1,0 % zusätzlich gesenkt (94). Auch bei Insulin-behandelten Typ 2-Diabetikern, deren HbA_{1c}-Werte über dem Therapieziel von 7,5 % liegen, kann durch die zusätzliche Gabe von 4 mg RSG in über der Hälfte eine Senkung des HbA_{1c} von mehr als 1,0 % erreicht werden.

Pioglitazon

Pioglitazon ergab in einer placebokontrollierten, randomisierten Multizenterstudie an > 500 Typ 2-Diabetikern als Monotherapie in einer Dosierung von 30 mg täglich über 12 Wochen eine Senkung des HbA_{1c} um 1,0 bis 1,5 % im Vergleich zu den Ausgangswerten (127), sowie einen Anstieg des HDL-, jedoch nicht des LDL-Cholesterins. Durch die Aktivierung von PPARγ kommt es auch unter Pioglitazon zu einer verstärkten Umwandlung von Präadipocyten zu Adipocyten und einer vermehrten Aufnahme von Lipiden in die Zellen. Freie Fettsäuren nehmen dabei signifikant ab, das Körpergewicht nimmt aber um etwa 1 - 2 kg zu. Keine Wirkung konnte auf die Serumtriglyceride beobachtet werden. In einer euglykämischen-hyperinsulinämischen Clamp-Studie (262) konnte unter Pioglitazon eine signifikante Verringerung der Insulinresistenz nachgewiesen werden. Die maximale Wirkung wurde dabei mit 30 mg täglich erreicht.

Beide Substanzen können im Augenblick aufgrund einer Zulassungsbeschränkung nur in Kombination mit Metformin oder Sulfonylharnstoffen verschrieben werden, obwohl für eine Monotherapie keine ersichtliche Kontraindikation besteht.

In der Kombinationstherapie von Pioglitazon und Sulfonylharnstoffen (214) sowie Metformin (70) ist eine synergistische Wirkung auf die Blutzuckerwerte von Typ 2-Diabetikern zu beobachten. Pioglitazon ist sowohl bei vorbehandelten als auch bei neudiagnostizierten Patienten ähnlich effektiv wirksam. Das Verträglichkeitsprofil entspricht dem von Rosiglitazon.

Beide Thiazolidindione-Präparate eignen sich vorrangig zur Behandlung der Insulinresistenz bei Typ 2-Diabetikern und bei übergewichtigen Nichtdiabetikern sowie zur Prävention bei gestörter Glucosetoleranz, obwohl für diese Indikation zur Zeit noch keine Zulassung besteht. Unter Rosiglitazone wurde außerdem eine leichte Abnahme des diastolischen Blutdrucks sowie bei Typ 2-Diabetes eine Verringerung der Albuminausscheidung im Urin beobachtet.

Vor einer Verschreibung ist es jedoch notwendig, auf die **Kontraindikation** zu achten. Wegen einer begleitenden Gewichtszunahme von 3,7 % in Kombination mit Metformin und von 6,7 % in Kombination mit Sulfonylharnstoffen, vorrangig durch Wassereinlagerung (in 5 %) und Zunahme des Plasmavolumens, kann es zu einer geringfügigen Abnahme des Hämatokrits oder des Hämoglobins (< 1,0 g/dl) kommen (188). Das Körpergewicht sollte deshalb anfänglich engmaschig überprüft werden. Die Ödembildung kann durch die gleichzeitige Gabe von nicht-steroidalen Antirheumatika verstärkt werden.

PPARγ-Agonisten dürfen deshalb nicht bei einer Herzinsuffizienz (NYHA-Klasse I bis IV) verabreicht werden.

Eine Herzhypertrophie mit Veränderung der linksventrikulären Muskelmasse trat jedoch nicht häufiger auf als bei Glibenclamid. Auf eine mögliche Erhöhung der Kreatinkinase wird jedoch hingewiesen. Da es in Einzelfällen zu hepatotoxischen Störungen und Leberversagen kommen kann, müssen vor Behandlungsbeginn die Leberenzyme kontrolliert werden. Eine Kontraindikation besteht bei einer Erhöhung um mehr als das 2,5fache der oberen Normgrenze oder bei jedem anderen Anzeichen einer Lebererkrankung!

Ungeklärt ist bisher die Bedeutung von Thiazolidindionen für die Entstehung von Colonmetaplasien. Während einige Autoren von einer Stimulation berichteten (216), beschrieben andere eine Hemmung im Wachstum von Colontumoren (210). Bis zur Klärung dieses Widerspruchs sollten diese Substanzen bei Patienten mit einer Colon-Adenomatose oder einer Familienanamnese für Coloncarcinome nicht oder nur mit Vorsicht verordnet werden. Kontraindiziert sind Thiazolidindione natürlich auch in der Schwangerschaft und Stillzeit.

6.5. Lipidsenker

Bei einem erhöhten Angebot an freien Fettsäuren und Triglyceriden im Plasma - typisch für den Zustand der Lipolyse bei Insulinmangel des Typ 1-Diabetes und der Insulinresistenz des adipösen Typ 2-Diabetes - kommt es nach Randle (1964) zu einer vermehrten Fettsäureoxidation und, unter den Zeichen einer Insulinresistenz, zu einer verringerten Glucoseutilisation im Muskel sowie einer gesteigerten Gluconeogenese in der Leber. Eine kompensatorische Hyperinsulinämie steigert zusätzlich die Synthese von VLD-Lipoproteinen, reduziert deren Abbau und bewirkt eine Hypertriglyceridämie, die sekundär die bereits bestehende Insulinresistenz weiter verstärkt.

Während bei Typ 1-Diabetes die Gabe von Insulin das Problem der Lipolyse wieder beseitigt, ist dies beim insulinresistenten, oft übergewichtigen und hyperinsulinämischen Typ 2-Diabetes wesentlich schwieriger. Hier kann durch eine medikamentöse **Senkung der Triglyceride**, etwa durch Fibrate oder Nikotinamid, die Insulinempfindlichkeit wieder deutlich gesteigert werden. Die Normalisierung der Serumtriglyceride führt zu einer Verringerung der sekundären Insulinresistenz. Neuere Befunde lassen vermuten, daß die Verringerung der Insulinresistenz durch Fibrate über das "uncoupling protein" (UCP) vermittelt wird.

Im klinisch-praktischen Alltag werden oft Typ 2-Diabetiker mit schlechter Stoffwechwechsellage gesehen und unter dem Verdacht des Sekundärversagens zur Insulinbehandlung auch stationär eingewiesen. Dabei finden sich fast regelmäßig auch deutlich erhöhte Serumtriglyceridwerte (> 400 mg/100 ml). Vor allem bei stark übergewichtigen Patienten, wo eher eine Insulinresistenz als ein β-Zellversagen angenommen werden muß, bietet sich an, zur wirkungsvollen Blutzuckersenkung und Verbesserung der Insulinwirkung parallel zur primär antidiabetischen Behandlung die Triglyceride zu senken und dazu einen Therapieversuch mit Fibraten zu beginnen. Der Mechanismus einer Triglyceridsenkung erklärt sich dabei über

- eine Verringerung der Peroxysomen Proliferator Activated Rezeptoren
- eine Verringerung der hepatischen VLDL-Produktion und
- eine Verstärkung der Lipoproteinlipase-Aktivität

Dabei kann je nach Ausgangswert und Dosis (200-2000 mg) eine Senkung der Serumtriglyceride von 35 bis 50 % erreicht werden. Dadurch kann auch die Insulinempfindlichkeit meist deutlich gebessert und die blutzuckersenkende Behandlung unterstützt werden. Häufig kann so eine zum Erreichen einer guten Stoffwechseleinstellung sonst scheinbar unvermeidbare Insulinbehandlung vermieden werden. Ist das Therapieziel erreicht, können die triglyceridsenkenden Medikamente meist wieder abgesetzt werden.

Fischöl (ω3-Fettsäuren) ist als Monotherapie oder in Kombination mit Fibraten ebenfalls in der Lage, Serumtriglyceride signifikant zu verringern und damit die Insulinsensitivität zu steigern.

Cholesterinsynthesehemmer (Statine) können nicht nur das Serumcholesterin senken, sondern unabhängig davon auch die Endothelfunktion beeinflussen, die für die Insulinresistenz eine primär kausale Rolle zu spielen scheint. Statine stabilisieren instabile cholesterinhaltige Plaques in der Gefäßwand und reduzieren die Angina pectoris Symptomatik. Es wird vermutet, daß dieser Effekt durch eine Verschiebung des Gleichgewichts der NO-Aktivität und der Bildung von Superoxidanionen in der Gefäßwand zugunsten einer gesteigerten Verfügbarkeit des biologisch aktiven NO zustande kommt. Ein Einfluß von Statinen auf die Endotheldysfunktion und eine gestörte Vasodilatation wird auch durch eine Herabregulierung der AT1-Rezeptor-mRNA-Expression und der DNA-Synthese dokumentiert.

6.6. ACE-Hemmer

Die essentielle Hypertonie scheint auch bei Normalgewicht gehäuft mit einer Insulinresistenz einher zugehen, wobei jedoch die Befunde widersprüchlich sind und ethnische Unterschiede zu bestehen scheinen (☞ Kap. 4.1.). Eine konsequente Normalisierung erhöhter Blutdruckwerte ist deshalb auch zur Besserung der Insulinempfindlichkeit anzustreben.

ACE-Hemmer hemmen des Enzym ACE (angiotensin-convering-enzyme), welches auch an Endothelzellen lokalisiert ist.

Bei übergewichtigen"Zucker-Ratten" konnte im Tierversuch unter dem ACE-Hemmer Captopril im Kurz- und Langzeitversuch ein verbesserter Insulin-stimulierter Glucosetransport am peripheren insulinresistenten Muskelgewebe beschrieben werden (114). Kontrollierte prospektive Studien am Menschen, die den Effekt einer Blutdrucksenkung und einer Beeinflussung der Insulinempfindlichkeit differenziert und getrennt untersuchen, liegen jedoch nur in beschränkter Zahl vor.

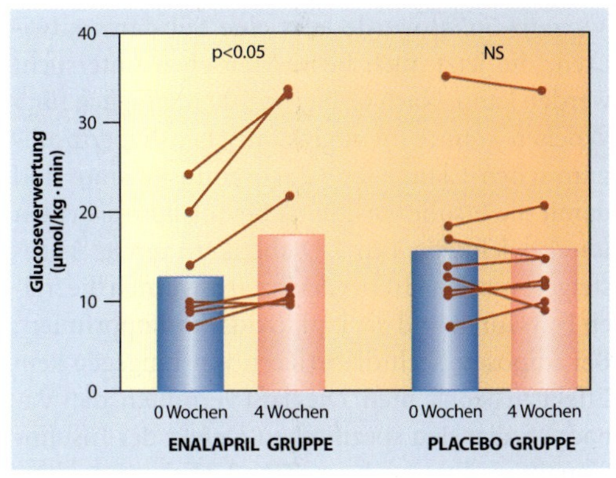

Abb 6.5: Glucoseverwertung nach einer Insulinstimulierung nach 4-wöchentlicher Gabe von Captopril oder Placebo (248).

In einer kontrollierten, doppeltblinden, randomisierten Studie an 50 Hypertonikern ohne Diabetes wurde die Wirkung von Captopril mit Hydrochlorothiazid auf die Insulinresistenz über 12 Wochen überprüft. Dabei fand sich im euglykämischen hyperinsulinämischen Clamp unter dem Diuretikum eine Verschlechterung des Insulinsensitivitäts-Index um 16 %, während unter dem ACE-Hemmer eine Verbesserung um 18 % auftrat (POLLARE et al,1989). Eine Kombination von Captopril und Thiazide neutralisiert den positiven Effekt des ACE-Hemmers auf die Wirksamkeit des Insulins.

Bei hypertensiven und übergewichtigen Typ 2-Diabetikern konnte in einer weiteren doppelblinden, Placebo-kontrollierten Untersuchung über 4 Wochen unter ACE-Hemmern (40 mg Enalapril) ebenfalls eine Verbesserung der Insulinresistenz nachgewiesen werden. Als Ursache dafür werden drei Mechanismen diskutiert:

- ACE-Hemmer verstärken den Blutfluß durch eine Verringerung des Vasokonstriktors Angiotensin II und stimulieren Bradykinin, welches vasodilatatorische und Insulin-ähnliche Eigenschaften hat (248)
- Zusätzlich unterdrücken ACE-Hemmer die Produktion von Noradrenalin in der Gefäßwand und bewirkt dadurch eine Verbesserung der peripheren Insulinresistenz
- Schließlich beeinflussen ACE-Hemmer die endotheliale (Dys-)Funktion durch eine hohe Bindungseigenschaft des Substrats an der Gefäßwand.

Wenn sich die Störung der Endothelfunktion als gemeinsame Ursache ("common soil") für Insulinresistenz und Arteriosklerose bestätigen läßt, wäre mit den ACE-Hemmern eine kausale Behandlung der Insulinresistenz gegeben.

Eindrucksvoll sind Langzeitbefunde einer Behandlung mit ACE-Hemmern. Hier konnte schon früh ein spezifischer Effekt dieser Substanzgruppe auf die Insulinempfindlichkeit nachgewiesen werden, der klar von einer möglichen Wirkung durch die Blutdrucksenkung abgegrenzt werden konnte.

Interessant sind in diesem Zusammenhang auch die neuesten Befunde von YUDKIN (2000), der nachweisen konnte, daß eine Verbesserung der Blutzuckerspiegel bei Typ 2-Diabetes ohne Einfluß auf Akutphasen-Proteine als Marker der Endotheldysfunktion waren, so daß sich die Vermutung ergab, daß zur Prävention einer koronaren Herzkrankheit bei Typ 2-Diabetikern ACE-Hemmer wirkungsvoller sein könnten als eine strenge Blutzuckerkontrolle. Dies scheint sich durch Beobachtungen aus der UKPDS-Studie in der Tat auch belegen zulassen.

6.7. Phenobarbital

Die Insulinresistenz kann auch durch Phenobarbital positiv beeinflußt werden. Durch Gabe von Luminal wird die Aktivität von Glucose-6-Phosphatase und Glykogensynthetase deutlich gesteigert. Bei Typ 2-Diabetes kann dadurch eine Blutzuckersenkung von > 50 mg/dl erreicht werden. Eine Bestätigung der Befunde und Erfahrungen in der Routinebehandlung von insulinresistenten Diabetikern stehen dazu aber noch aus.

6.8. α-Liponsäure

In der praktischen Diabetologie wird α-Liponsäure seit Jahren zur Behandlung der diabetischen Neuropathie eingesetzt. Alpha-Liponsäure (Thioctsäure) ist ein physiologischerweise vorhandenes Coenzym, das für den mitochondrialen Stoffwechsel (mitochondrialer Dehydrogenase-Komplex) und als endogener Radikalenfänger benötigt wird. Ein Mangel bewirkt eine Störung des oxidativen Stoffwechsels (Glykolyse).

Eine Behandlung mit Liponsäure führt in Synergie zu Insulin zu einer Steigerung der Glucoseaufnahme sowie zur Steigerung der oxidativen und nichtoxidativen Glucoseverwertung in der Skelett- und kardialen Muskulatur (231). In hohen Dosen (1000 mg) ist bei Diabetikern auch eine Zunahme des Glykogengehaltes in der Leber und eine Verbesserung der Glucosetoleranz zu beobachten.

Die Wirkung von R(+)α-Liponsäure auf die Glucoseaufnahme beruht auf einer direkten Aktivierung der Postrezeptor-Tyrosin- und -Serinkinase in Adipocyten mit schneller Translokation von GLUT1- und GLUT4-Transportproteinen (263). Alpha-Liponsäure zeigt damit eine einzigartige Wirkung auf die Insulinsignaltransduktion, wie sie von keinen anderen Substanzen erreicht wird, die den Glucosetransport stimulieren.

Die Verbesserung der Insulinwirkung unter Liponsäure ist letztendlich aber gering und wahrscheinlich nur als willkommenen Begleiteffekt bei der Behandlung der diabetischen Neuropathie zu beachten.

6.9. Insulin-Mimetika

6.9.1. Vanadium

Vanadium, ein Phosphotyrosin-Phosphatase-Inhibitor, ist ein Spurenelement, das die Effekte von Insulin "nachahmt" und das eine gestörte Insulinsensitivität an insulinabhängigen Zellen und in peripheren Geweben annähernd normalisiert. Vanadium aktiviert die Glykolyse und Glykogenese und unterdrückt die Glykogenolyse und Gluconeogenese bei Diabetes. Außerdem kommt es zu einem Abfall erhöhter Serumtriglyceride (64).

Vanadium hat einen "insulin-like"-Effekt. Am Insulinrezeptor wird die gestörte Aktivität der Thyrosinkinase erhöht (52), jedoch weisen andere Beobachtungen daraufhin, daß der Vanadiumeffekt weiter distal, im Postrezeptorbereich, zu suchen ist (30). So konnte STROUT (1990) zeigen, daß durch Vanadium das Glucosetransporter-Protein im Skelettmuskel exprimiert und dadurch die diabetische Hyperglykämie korrigiert wird. Außerdem wird die gestörte Aktivität der Glykogensynthase und Hexokinase normalisiert (217).

Vanadium konnte beim Menschen wegen seiner Toxizität bisher aber nicht eingesetzt werden. Vanadat ist das Salz des elementaren Vanadiums. Mit *Vanadyl-Sulfat* wurde jetzt eine Substanz entwickelt, die jetzt auch beim Menschen untersucht werden kann. Nach Gabe von 100 mg/täglich für 3 Wochen konnte im euglykämischen-hyperinsulinämischen Clamp die Glucoseinfusionsrate und damit die Insulinsensitivität bei insulinresistenten übergewichtigen Typ 2-Diabetikern um 82 % gesteigert werden (105). Gleichzeitig wurden die freien Fettsäuren und die Lipidoxidation supprimiert. Bei adipösen Nichtdiabetikern war hingegen kein Effekt zu beobachten. Dies läßt vermuten, daß Vanadyl-Sulfat den spezifischen Defekt der Insulin-Signaltransduktion beim Typ 2-Diabetes verbessert.

6.9.2. Pilzextrakt L-783,281

Bei der Routinesuche nach weiteren Substanzen mit Insulin-ähnlicher Wirkung gelang es ZHANG und Mitarbeitern (1999) unter mehr als 50.000 Mischungen aus synthetischen und natürlichen Produkten ein nicht eiweißhaltiges Produkt aus Pilzextrakten zu isolieren (Pseudomassaria sp.), welches eine Insulinrezeptor-Tyrosinkinase-Aktivität (IRTK) mit insulinartiger Wirkung aufweist und als "Insulinsensitizer" im Tierversuch erfolgreich war.

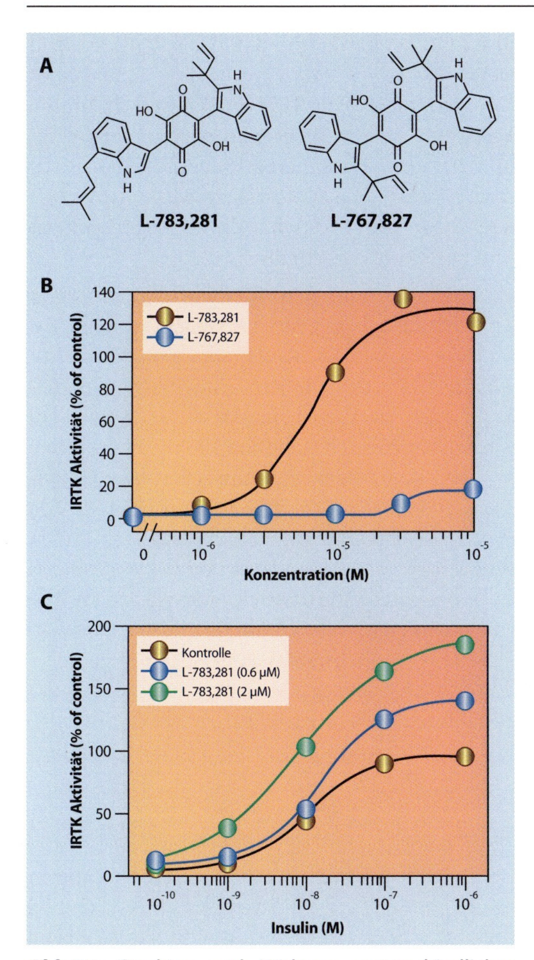

Abb 6.6: Struktur und Wirkung unterschiedlicher Pilzextrakte auf die Insulinwirkung (269).

Anders als Vanadium, welches als Inhibitor der Protein-Tyrosin-Phosphatase (PTPase) in einem weiten Spektrum von Zellproteinen und -funktionen wirkt, ist L-783,281 hoch spezifisch für den Insulinrezeptor (IR) und könnte zur Entwicklung einer völlig neuen Klasse an antidiabetischen Substanzen führen.

Differentialtherapie der Insulinresistenz bei Typ 2-Diabetes mellitus

7. Differentialtherapie der Insulinresistenz bei Typ 2-Diabetes mellitus

Die Behandlung des Typ 2-Diabetes mellitus wird bestimmt durch zwei endogene pathogenetisch offensichtlich unabhängige Faktoren:

- eine Störung der Insulin**sekretion** und
- eine Insulin**resistenz**

die durch eine zusätzliche, erworbene (exogene) Insulinresistenz verstärkt wird und erst dadurch eine genetische Veranlagung zu einem klinischen Problem werden läßt: dem manifesten Diabetes mellitus.

Obwohl auch beim Typ 1-Diabetes als Folge einer schlechten Stoffwechsellage mit Erhöhung der FFA und dem glukotoxischen Effekt eine sekundäre Insulinresistenz auftreten kann, ist dieses Phänomen beim Typ 2-Diabetes viel ausgeprägter. Vor allem bei Übergewicht muß fast immer vom Vorliegen einer deutlichen Insulinresistenz ausgegangen werden. Klinisch und laborchemisch imponiert die Insulinresistenz anfänglich durch relativ hohe Insulin-/C-Peptidspiegel bei gleichzeitig hohen Blutzuckerwerten, wobei jedoch der Übergang von Normalität zu pathologischen Werten fließend ist.

7.1. Konventionelle Therapie

Ob und welches Ausmaß einer Insulinresistenz bei Typ 2-Diabetes vorliegt ist aus praktischer Sicht von untergeordneter Bedeutung. Zur Vermeidung von Folgeerkrankungen hat in jedem Fall die Entscheidung Priorität, das Therapieziel einer guten Stoffwechseleinstellung (HbA_{1c} < 7 %) zu erreichen. Hierbei gilt jedoch nach ökonomischen, sozial verträglichen, finanziell akzeptablen und pathogenetischen Richtlinien vorzugehen. Wenn das Therapieziel auf unterschiedlichen Wegen erreicht werden kann, sollte in jedem Fall die präventive- der reparativen Medizin vorgezogen werden. Solange noch kein manifester Diabetes besteht, ist eine Prävention mit Behandlung der Insulinresistenz durch Änderung der Lebensumstände (life style changes)- mit Umstellung der Ernährung und vermehrter körperlicher Aktivität- wirkungsvoll, sinnvoll und am preiswertesten.

Da aber eine unterkalorische Ernährung von den Patienten meist nur kurze Zeit beibehalten wird, ist bei mäßigem Übergewicht (BMI < 30) vor allem auf eine dauerhafte und erfolgreiche Ernährungsumstellung Wert zu legen. 1-2 Kohlenhydrat-freie Tage (z.B. Hafertage) führen anfänglich oft schon zu einer eindrucksvollen Senkung des Blutzucker- und Insulinspiegels mit Verbesserung der Insulinempfindlichkeit und der Serumlipide. Danach sollte eine ausgewogene Mischkost mit wenig Fett und hohem Ballaststoffanteil empfohlen werden.

Auch eine vermehrte körperliche Aktivität ist bei übergewichtigen und oft bereits multimorbiden Patienten in der Altersgruppe der Typ 2-Diabetiker kaum über längere Zeit zu erreichen. Bemerkenswert ist aber, daß in den meisten Fällen der Therapieerfolg (oder Mißerfolg) auch das Engagement und damit die Motivation des behandelten Arztes widerspiegelt (☞ Tab. 7.1).

- Gewichtsnormalisierung
- Faserreiche Ernährung
- Körperliche Bewegung
- Behandlung von
  - Dyslipoproteinämie
  - Hypertonie
  - Hyperglykämie
- Nikotinkarenz

Tab. 7.1: Therapiekonzepte bei Insulinresistenz.

Liegt bereits eine manifeste Stoffwechselstörung mit erhöhten Blutzuckerwerten vor, hat das Erreichen des Therapieziels "Blutzuckernormalisierung" höchste Priorität. Kann dies mit konventionellen Mitteln erreicht werden, sollte auch weiterhin auf eine medikamentöse Behandlung verzichtet werden. Je effektiver die Insulinresistenz verringert wird, desto mehr kann die β-Zelle über längere Zeit vor den Folgen einer reaktiven Hyperinsulinämie, das heißt einer Erschöpfung der Insulinreserven, geschützt werden.

Dennoch gilt zu beachten, daß der Typ 2-Diabetes eine chronisch progressive Erkrankung ist, bei der sich eine fortschreitende Verschlechterung der β-

Zellfunktion über längere Zeit meist nicht vermeiden läßt. Wird das Therapieziel aber mit konventionellen Mitteln in einem Zeitraum von Wochen bis wenigen Monaten nicht oder nicht mehr erreicht, muß die Entscheidung für ein pharmakotherapeutisches Vorgehen getroffen werden. Das vorrangige Behandlungsziel ist jetzt nicht mehr die Insulinresistenz zu verringern sondern die Blutzuckerwerte zu normalisieren. Dabei muß in jedem Fall auch die individuelle Situation eines Patienten berücksichtigt werden.

7.2. Behandlung mit oralen Antidiabetika

Falls das Therapieziel mit unterschiedlichen Medikamenten gleichermaßen wirkungsvoll erreicht werden kann, sollte nur nach pathogenetischen und ökonomischen Richtlinien vorgegangen werden. Die UKPDS-Studie (1998) konnte zeigen, daß kein signifikanter Unterschied bei der Wirksamkeit der oralen Antidiabetika und der verwendeten Insulinschemata in Bezug auf Veränderungen des glykosylierten Hämoglobins (HbA_{1c}) bei Typ 2-Diabetikern bestand. Sulfonylharnstoffe, Metformin und Acarbose sowie unterschiedliche Dosierungen und Präparationen von Insulin waren gleichermaßen effektiv (oder ineffektiv?). Auch Thiazolidindione ergaben in bisher vorliegenden Studien als Monotherapie keine stärkere Blutzuckersenkung, wenn die Wirkung auf gleich hohe HbA_{1c}-Ausgangswerte verglichen wurde.

Im Gegensatz zu der Meinung weniger Autoren besteht deshalb kein Grund, orale Antidiabetika nicht in der Behandlung von Typ 2-Diabetikern einzusetzen. Dies entspricht auch den Empfehlungen der "European Study Group for the Treatment of Type 2-Diabetes mellitus" sowie den Leitlinienempfehlungen der Deutschen Diabetesgesellschaft. Eine orale Therapie ist auch sinnvoll, da diese Substanzen nur einen Bruchteil der Kosten verursachen, die eine Insulinbehandlung und die damit notwendigen intensiven Blutzuckerkontrollen kosten. Fast naiv erscheint hingegen das Argument, daß Typ 2-Diabetes kein primäres Tablettenmangelsyndrom darstelle und deshalb Insulin eine einzigartige Stellung in der Behandlung auch der übergewichtigen insulinresistenten Diabetiker habe (☞ Tab. 7.2).

- Alle blutzuckersenkenden Medikamente verbessern die Insulinresistenz. Vorrangig aber solche, die nicht gleichzeitig insulinotrop sind:
  - Acarbose
  - Metformin
  - Thiazolidindione
- Medikamente zur Senkung der Hypertriglyceridämie
- Blutdrucksenkende Substanzen aus der Gruppe der
  - ACE-Hemmer
  - Calciumantagonisten (Dihydropyridintyp)
  - Vasodilatierende β-Blocker

Tab. 7.2: Medikamentöse Behandlung einer Insulinresistenz.

Bei der Auswahl einer oralen Monotherapie bei übergewichtigen, insulinresistenten Typ 2-Diabetikern gilt zu bedenken, daß grundsätzliche alle Medikamente, die den Blutzucker senken, dadurch auch die Glukotoxizität und damit die Insulinempfindlichkeit verbessern. Bei insulinotropen Sulfonylharnstoffen, insbesondere mit langer Halbwertszeit, wie etwa Glibenclamid, wird dieser Effekt jedoch durch die begleitende protrahierte Hyperinsulinämie mit "down-regulation" der Insulinrezeptorenzahl und -affinität wieder zunichte gemacht. Gleichzeitig nimmt das Übergewicht zu (UKPDS,1998), so daß auch hierdurch eher mit einer Zunahme der Insulinresistenz zu rechnen ist. Kurz wirkende insulinotrope Substanzen, wie etwa Repaglinide und Nateglinide mit einer Halbwertszeit von etwa 1 Stunde, sind hierfür besser geeignet. Grundsätzlich stellen aber insulinotrope Substanzen zur Blutzuckersenkung bei übergewichtigen, insulinresistenten Typ 2-Diabetikern nicht das erste Mittel der Therapiewahl dar.

▶ Acarbose und Metformin

Anders bei Acarbose und Metformin. Hier erfolgt die Blutzuckersenkung ohne Mithilfe von Insulin. Mit fallenden Blutzuckerspiegeln werden auch die Insulinspiegel geringer. Die Insulinresistenz wird gleichzeitig verbessert, eine Gewichtszunahme erfolgt nicht. Metformin und Acarbose sind somit Mittel der Wahl, um bei übergewichtigen insulinresistenten Typ 2-Diabetikern nach Versagen der konventionellen Behandlung (Diätversagen) eine Pharmakotherapie zu beginnen. Exogenes Insulin hingegen ist bei Insulinresistenz solange nicht das erste Mittel der Therapie, wie das Behandlungsziel auch auf andere Weise erreicht werden kann.

Der Typ 2-Diabetes beginnt meist mit einer postprandialen Hyperglykämie. **Acarbose** hemmt primär und vorrangig den postprandialen Blutzucker- und Insulinanstieg. Eine *Verbesserung der Insulinwirkung,* oft verbunden mit einer Senkung des Nüchternblutzuckers ist sekundär zu beobachten. Die medikamentöse Therapie sollte im Frühstadium der Erkrankung mit niedriger Dosierung (1x25 bis 50 mg täglich) begonnen werden. Bei einer individuellen Dosierung (analog zur Insulintherapie), treten nur selten Nebenwirkungen in Form von Blähungen auf, die als Zeichen einer initialen Überdosierung zu verstehen sind (☞ Abb. 7.1).

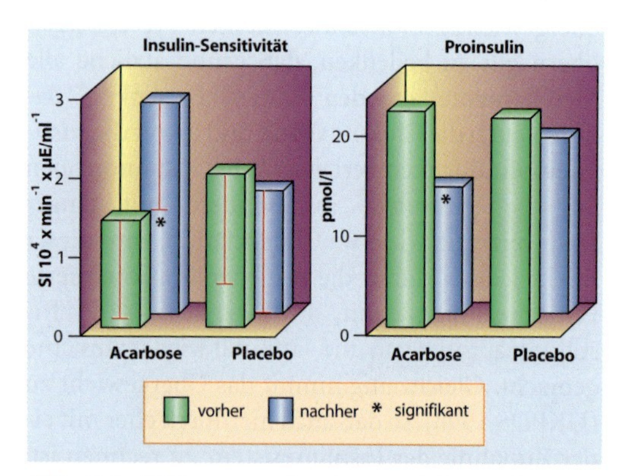

Abb. 7.1: Wirkung von Acarbose auf die Insulinsensitivität und Hyperproinsulinämie bei Patienten mit gestörter Glucosetoleranz (149).

Auch bei gestörter Glucosetoleranz übergewichtiger Patienten konnten wir mit Acarbose eine signifikante *Verringerung der Insulinresistenz* nach 3 Monaten nachweisen (LAUBE et al, 1998). Zur Therapieoptimierung kann frühzeitig auch eine Kombination mit Metformin, 500 bis 850 mg abends (bed-time) erfolgen.

Metformin hemmt vor allem die gesteigerte hepatische Gluconeogenese und senkt damit den Nüchternblutzucker. Eine Dosierung von mehr als 3x850 mg Metformin sollte wegen möglicher Nebenwirkungen aber nicht überschritten werden. Linksherzinsuffizienz sowie pulmonale, renale und hepatische Organschäden sind als Kontraindikation zu berücksichtigen. Laktatazidosen sind unter Metformin mit 3/100,000 Patientenjahre extrem selten (HOWLETT,1999).

Metformin hat sich insbesondere bei der Behandlung von insulinresistenten Typ 2-Diabetikern bewährt. Eine Senkung erhöhter Insulinspiegel sowie eine geringe Abnahme des Körpergewichts in Verbindung mit einer verbesserten Insulinwirksamkeit machen Metformin als Monotherapie und in Kombination mit allen anderen Antidiabetika zu einem Therapeutikum der ersten Wahl bei adipösen Typ 2-Diabetikern (☞ Abb. 7.2).

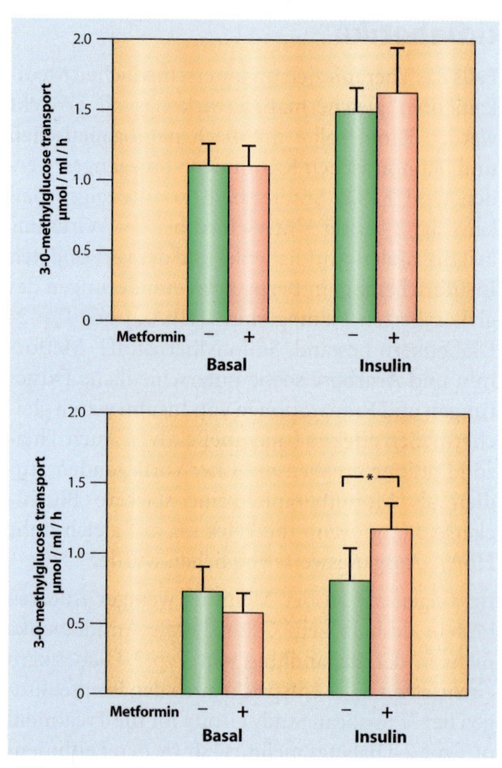

Abb. 7.2: Wirkung von Metformin auf den Glucosetransport von Patienten mit Insulinresistenz und Kontrollen (258).

▶ Thiazolidindione

Mit den Substanzen aus der Gruppe der Thiazolidindione (Rosiglitazon und Pioglitazon) (☞ Kap. 6.7.) ergibt sich ein neuer Weg zur Senkung des Blutzuckers bei gleichzeitiger Verbesserung der Insulinempfindlichkeit. Obwohl sinnvoll, ist eine Verordnung zur Zeit als Monotherapie nicht zugelassen. Eine Kombination mit Metformin oder Sulfonylharnstoffen ist notwendig. Vor allem mit

Metformin bietet sich eine effektive Therapieform an, welche den Blutzucker und die Insulinresistenz gleichermaßen verbessert. HbA_{1c} wird in der Größenordnung von 0,5 bis 1,5 % gesenkt und entspricht damit der Wirkung der anderen oralen Antidiabetika. Eine Überlegenheit der Thiazolidindione gegenüber der Kombination Acarbose/Metformin in Bezug auf Blutzucker- und HbA_{1c}-Senkung konnte jedoch bisher nicht gezeigt werden. Patienten mit Metabolischem Syndrom scheinen als Zielgruppe für eine Behandlung mit diesen Substanzen prädestiniert (☞ Abb. 7.3).

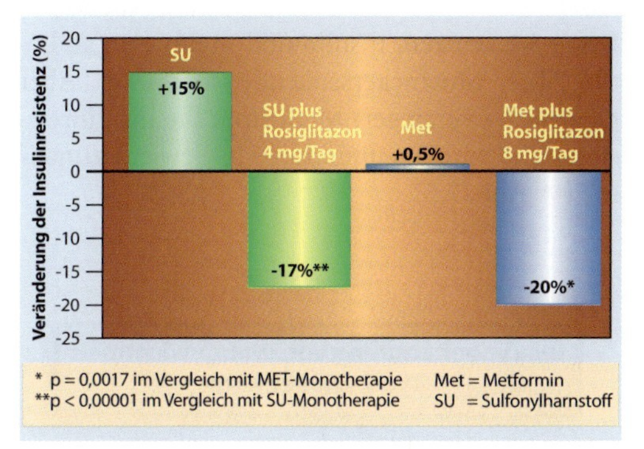

Abb. 7.3: Einfluß von Sulfonylharnstoff, Metformin sowie einer Kombination mit Rosiglitazon auf die Insulinresistenz im Homöostasemodell (HOMA) (226).

Bei der Verordnung von Thiazolidindionen sollten die maximale Dosierung nicht überschritten werden (z.B. 2x4 bis 2x8 mg Rosiglitazone und 30 mg Pioglitazone). Kontraindikation sind zu berücksichtigen (Herzinsuffizienz). Nebenwirkungen sind zu beachten (Gewichtszunahme). Erfahrungen mit der Langzeitsicherheit liegen zur Zeit noch nicht vor. Die Senkung der Insulinresistenz tritt erst nach einigen Wochen in Erscheinung. Von einem Therapieversagen ist bisher nur in Einzelfällen berichtet worden. Die Therapiekosten liegen jedoch höher als bei anderen oralen Antidiabetika (☞ Abb. 7.4).

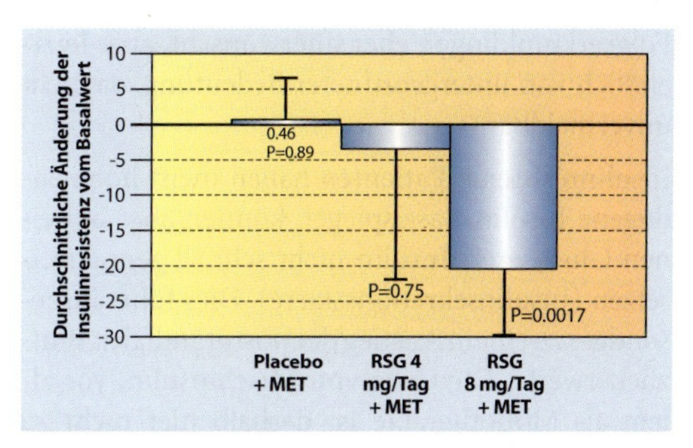

Abb. 7.4: Veränderungen der Insulinresistenz, 26 Wochen nach Ergänzung einer Metforminbehandlung mit Rosiglitazon (84).

▶ Sulfonylharnstoffe

Sulfonylharnstoffe spielen bei der Behandlung der Insulinresistenz keine Rolle. In der Kombination mit anderen oralen Antidiabetika sind sie jedoch in der Lage, den Blutzucker wirkungsvoller zu senken als eine Monotherapie.

7.3. Insulinbehandlung

Insulinresistente Typ 2-Diabetiker mit kompensatorischer Hyperinsulinämie belasten ihre β-Zelle und riskieren eine frühzeitige "Erschöpfung" derselben. Als chronisch progressive Erkrankung ist deshalb bei Typ 2-Diabetes eine Insulinbedürftigkeit (Sekundärversagen) in vielen Fällen vorprogrammiert und tritt jährlich bei 5-10 % der Patienten auf.

Eine Insulinbehandlung, auch bei übergewichtigen insulinsulinresistenten Diabetikern, ist immer dann indiziert, wenn durch orale Medikamente das Therapieziel ($HbA_{1c} < 7$ %) nicht oder nicht mehr innerhalb eines Zeitraumes von 3 Monaten erreicht werden kann.

Eine Insulinbehandlung übergewichtiger insulinresistenter Typ 2-Diabetiker folgt primär dem Gebot der notwendigen Blutzuckeroptimierung. Hier kann aber sicherlich nicht von einer einzigartigen Stellung des Insulins gesprochen werden. Je nach der Ursache der Insulinresistenz können dabei mehrere hundert Einheiten Insulin täglich notwendig sein. Dies kann zwar nicht als Insulinversagen, aber doch sicherlich als Insulinresistenz bezeichnet werden. Eine dadurch bedingte weitere Abnahme der Insulinwirkung und ein Ansteigen des Körpergewichtes ist für die Entstehung von

Folgeerkrankungen eher unerwünscht, aber letztendlich von untergeordneter Bedeutung, da nicht unvermeidbar.

Insulinresistente Patienten haben meist hohe endogene Insulin-Basalspiegel, können aber auf einen Glucosereiz Insulin nicht schnell genug freisetzen (Insulinsekretionsstarre). Dies führt insbesondere zu einem Anstieg der postprandialen Blutzuckerwerte. Die Gabe von Mischinsulin, vor allem als Monotherapie ist deshalb hier nicht zu empfehlen, da sonst die erhöhten Insulinspiegel vor den Mahlzeiten nicht mehr auf den Basalwert absinken. Auch erhöht die entstehende Dauerhyperinsulinämie sowohl die Insulinresistenz als auch die Lipogenese und damit das Körpergewicht, ohne jedoch die postprandialen Blutzuckerspitzen ausreichend zu senken.

Besser ist daher die Gabe von präprandialem, schnell wirkendem Normalinsulin, evtl. auch in Form einer intensivierten Insulintherapie.

Durch das dicke subcutane Fettgewebe bei übergewichtigen Typ 2-Diabetikern nähert sich die Kinetik des subcutan injizierten Insulins der eines Misch- oder Verzögerungsinsulins an. Deshalb sollten vorrangig schneller resorbierbare Insulinanaloga oder, falls später möglich, inhalatives Insulin verwendet werden. Nach Normalisierung des Blutzuckers geht der Insulinbedarf oft deutlich zurück, bleibt aber insgesamt noch häufig erhöht.

Bei massiver, vor allem subkutaner Insulinresistenz kann auch eine intraperitoneale Insulinpumpe oder gar eine intravenöse Insulingabe helfen die Insulinresistenz zu durchbrechen und die Glucohomöostase wieder herzustellen. Eine intraperitoneale Insulinzufuhr kann mit (implantierbaren) Pumpen oder mit einem perkutanen Portsystem, in Verbindung mit extern getragenen handelsüblichen Insulinpumpen, erfolgen. Langzeituntersuchungen konnten dabei sehr gute Ergebnisse mit nahe normoglykämischen Blutzuckerwerten und einer extrem geringen Hypoglykämierate zeigen. Aufgrund der hohen Kosten und der möglichen Komplikationen(Infektionen, Katheterverschlüsse) muß diese Therapieform jedoch ausgewählten Einzelfällen vorbehalten bleiben.

In selten Fällen einer Insulinresistenz per magna, bei denen mehrere hundert bis tausend Einheiten Insulin notwendig oder auch erfolglos sind, kann eine Desensibilisierung nur beim Vorliegen von Insulinantikörpern Erfolg versprechen.

7.4. Kombination von Insulin und oralen Antidiabetika

Bei leichter Insulinresistenz kann auch eine Kombination von Insulin und solchen oralen Antidiabetika versucht werden, die gleichzeitig den Blutzucker senken und die Insulinresistenz verringern. Bei der unterstützenden präprandialen Gabe von schnell wirkenden Insulinanaloga bietet sich die zusätzliche Gabe von Metformin am Abend an. Beide Substanzen, Insulin und Metformin addieren ihre blutzuckersenkende Wirkung. Aber gleichzeitig verringert Metformin die Insulinresistenz und eine insulininduzierte Gewichtszunahme (☞ Abb. 7.5).

Insulinbehandlung von übergewichtigen Typ 2-Diabetikern

Initial **keine** Monotherapie mit **Verzögerungsinsulin**
(cave Gewichtszunahme)

sondern

bei jüngeren Patienten:

Normalinsulin präprandial
Metformin abends

bei älteren Patienten:

Acarbose zu den Mahlzeiten
Basalinsulin abends *(bed-time insulin)*

Abb. 7.5: Insulinbehandlung von übergewichtigen (insulinresistenten) Typ 2-Diabetikern.

Als Kompromiß bei älteren Patienten mit einem insulinresistenten Typ 2-Diabetes und einer Kontraindikation für Metformin und/oder der Unfähigkeit, dreimal täglich Insulin zu spritzen und den Blutzucker zu messen, bietet sich an, Normalinsulin zu ersetzen und die postprandiale Hyperglykämie durch Acarbose zu behandeln. Mit der zusätzlichen Gabe von einmal Basalinsulin abends, anstelle von Metformin, kann die nächtlich Gluconeogenese unterdrückt werden, um so eine Optimierung der Nüchternblutzuckers zu erreichen.

7.5. Verschiedenes

Das Auftreten einer Therapieresistenz bei Typ 2-Diabetes kann zahlreiche verschiedene Ursachen haben.

7.5.1. Exogene Störfaktoren

▶ Überernährung und Bewegungsmangel

Häufigste Ursache einer Therapieresistenz bei Typ 2-Diabetes ist in den Lebensumständen des betroffenen Patienten zu suchen. Überernährung und Bewegungsmangel spielen dabei die größte Rolle. Einzelheiten können am ehesten durch ein persönliches Gespräch, eine individuelle Ernährungsanamnese sowie eine intensive Schulung erkannt und beseitigt werden.

▶ Compliance

Bei Incompliance des Patienten muß daran gedacht werden, daß die Antidiabetika, aus welchem Grund auch immer, nicht, oder nicht regelmäßig, eingenommen werden, vertauscht oder zur falschen Tageszeit eingenommen werden oder in falscher Dosierung verordnet wurden.

▶ Injektionstechnik

Bei Insulintherapie kann eine falsche Injektionstechnik Ursache einer scheinbaren Insulinresistenz sein. Zur Erkennung der Ursachen ist es notwendig, die Insulingabe persönlich zu kontrollieren, die Injektionsstellen zu inspizieren und die Insulinspritzen, den PEN oder die Pumpe zu überprüfen. Auch die Verwendung eines falschen Insulins (einer Leerampulle) oder das Vergessen oder absichtliche Weglassen einer Insulininjektion muß bedacht und überprüft werden.

▶ Rauchen

Raucher sind mehr insulinresistent als Nichtraucher (FACCINi et al,1992). In Anbetracht der Tatsache, daß Raucher signifikant häufiger kardiovaskuläre Erkrankungen haben, ist von Bedeutung, daß Rauchen zu höheren Plasmainsulinspiegeln führt, unabhängig von Blutdruck, körperlicher Aktivität, Alkohol und der Einnahme von Medikamenten wie etwa β-Blockern und Diuretika(RÖNNEMAA et al,1996).

▶ Begleitmedikation

Unter den Medikamenten kann eine Cortisonbehandlung die wichtigste Ursache einer Insulinresistenz darstellen. Auch Thiazide können durchaus zur einer Stoffwechselverschlechterung beitragen (☞ Kap. 3.3.1). Hier muß im Einzelfall entschieden werden, welches Medikament die Priorität hat. Falls nötig, besteht keine Schwierigkeit, die Insulindosis der notwendigen Begleitmedikation anzupassen.

7.5.2. Endogene Ursachen

▶ Infektionen

Bei Diabetikern mit schlechter Stoffwechseleinstellung treten Infektionen gehäuft auf. Die Ursachen dafür sind vielfältig:

- leichterer Eintritt von pathogenen Keimen ins Gewebe (bei Neuropathie)
- hoher Glucosespiegel im Gewebe
- Funktionsverlust der Immunglobuline durch Glykosylierung
- gestörte Makrophagenabwehr

Bei Infektionen besteht ein größerer Substratumsatz mit vermehrtem Insulinbedarf und vermehrter Produktion von kontrainsulinären Faktoren. Zur Beseitigung dieser sekundären Insulinresistenz muß der Infekt erkannt, der Erreger definiert und eine Antibiose eingeleitet werden (☞ Tab. 7.3).

• Wesentliches Merkmal vieler klinischer Krankheitsbilder
• Zustand verminderter Insulinwirkung
• Insulinresistentes Gewebe benötigt mehr Insulin

Tab. 7.3: Merkmale der Insulinresistenz.

▶ Chronische Entzündungen

Bei chronischen Entzündungen wie etwa Morbus Crohn/Colitis ulcerosa oder primär chronischer Polyarthritis kann der Insulinverbrauch deutlich ansteigen. Hier muß der Bedarf gedeckt werden, der notwendig ist, um das Therapieziel zu erreichen. Ein Dosisbeschränkung ist nicht gerechtfertigt.

Postoperativ

Nach einer Operation werden im Postaggressionsstoffwechsel oft große Insulindosen benötigt, um den Stoffwechsel zu normalisieren. Diese Insulinresistenz ist sekundär und zeitlich limitiert. Häufige Injektionen von Normalinsulin oder Insulininfusionen müssen dem individuellen Bedarf angepaßt werden. Normale Blutzuckerwerte sind unbedingt anzustreben, um Infektionen zu vermeiden und die Wundheilung nicht zu verzögern.

Eine ähnliche Situation kann bei einer internistischen Intensivbehandlung auftreten. So steigt der Insulinbedarf bei einem akuten Herzinfarkt akut an. Auch hier besteht eine Art Postaggressionsstoffwechsel. Eine schnelle Anpassung der Insulindosis an die Blutzuckerwerte, vorzugsweise mit einer Insulininfusion, ist dringend indiziert.

Insulinantikörper

In Zeiten der gentechnologisch hergestellten Humaninsuline sind Insulinantikörper als Ursache einer Insulinresistenz extrem selten geworden. Wenn der Insulinbedarf jedoch 100 E täglich deutlich überschreitet, sollte an das Vorliegen gedacht und eine entsprechende Diagnostik eingeleitet werden. Bei Bestätigung wäre eine Desensibilisierung anzustreben. Durch Insulinanaloga scheinen Antikörper nach bisherigen Informationen nicht gehäuft aufzutreten. Auch bei Anwendung von inhalativem Insulin sind Insulinantikörper die große Ausnahme.

Insulinresistenz bei Stoffwechselentgleisung

Hohe Blutzuckerwerte per se verursachen eine Insulinresistenz (glukotoxischer Effekt). Zur Behebung dieser Situation ist es notwendig, die antidiabetische Therapie vorübergehend zu intensivieren. Später, nach Blutzuckernormalisierung, ist auf die Gefahr einer gegenregulatorischen Hypoglykämie zu achten.

Bei beginnender Keto- oder Laktatazidose kann ebenfalls eine Insulinresistenz auftreten. Große Insulinmengen sind oft zur Überwindung notwendig. Eine spätere Dosisanpassung (-reduktion) ist zu bedenken.

Bei deutlicher Erhöhung der Serumtriglyceride tritt eine sekundäre Insulinresistenz auf (Randle-Zyklus). Nach Blutzuckernormalisierung sinken die Triglyceride schnell wieder ab. Durch eine kurzfristige medikamentöse Behandlung der Dyslipidämie, etwa mit Fibraten, kann die Insulinempfindlichkeit und damit die Blutzuckernormalisierung aber wesentlich schneller wieder hergestellt werden.

Andere hormonelle Erkrankungen

Eine Therapieresistenz bei Diabetes kann gelegentlich auch durch das Auftreten anderer hormoneller Erkrankungen ausgelöst werden. Am häufigsten sind hier Störungen der Schilddrüsenfunktion zu hinterfragen. Aber auch die Erhöhung kontrainsulinärer Hormone, wie bei Morbus Cushing (Cortison), der Akromegalie (Wachstumshormon), Phäochromocytom (Adrenalin) oder Hypophysenadenom (Prolaktinom) kommen als Ursache einer Insulinresistenz in Betracht. Auch die Schwangerschaft geht mit einer verringerten Insulinwirkung einher. Hier gilt, das diagnostische Spektrum weit genug zu fassen, um die ausserordentliche vielfältigen Ursachen einer Insulinresistenz zu erkennen und entsprechend behandeln zu können.

Leberzirrhose

Ein Verlust an funktionsfähigem Lebergewebe geht fast immer auch mit einer Insulinresistenz einher. Der "Hepatische Diabetes" ist dabei vor allem durch eine Störung der Glucoseverwertung gekennzeichnet. Nach einer Lebertransplantation konnte eine völlige Noramalisierung der Insulinresistenz beobachtet werden (ANGELICO,1999).

Forschung und Ausblick

8. Forschung und Ausblick

Die Insulinresistenz genießt heute ein außerordentliches klinisches und wissenschaftliches Interesse. In den ersten 10 Monaten des Jahres 2000 wurden alleine im Literaturverzeichnis MEDLINE 880 Publikation zu diesem Thema veröffentlicht. Sehr aktiv ist auch die **"European Group for the Study of Insulin Resistance"**. Zur weiteren Erforschung und zum Verständnis der Insulinresistenz könnten in nächster Zeit unter zahlreichen Themen Folgende besondere Interesse hervorrufen:

Common soil Hypothese

Die Insulinresistenz gilt inzwischen als gesicherter pathogenetischer Bestandteil des Typ 2-Diabetes und der Atherosklerose. Nach unserem heutigen Verständnis und der "common soil" Hypothese könnte beiden eine gemeinsame Ursache zugrunde liegen. Dies würde auch unserem Kausalitätsbedürfnis entsprechen und dem Wunsch, unterschiedliche klinische Veränderungen mit **einem** pathogenetischen Prinzip erklären zu können. Diese Vorstellung provoziert aber wiederum eine Reihe an neuen Fragen (☞ Abb. 8.1).

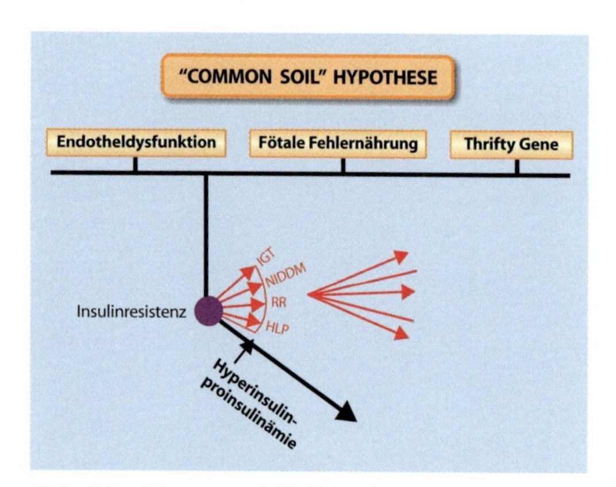

Abb. 8.1: "Common Soil"-Hypothese.

- Was sind die Ursachen für ethnische Unterschiede der Insulinresistenz?
- Gibt es klar definierte genverbundene Mutationen, die durch molekular Diagnosen entdeckt werden können?
- Hat jeder Mensch (Patient) **seine** spezifische Veränderungen?
- Wie weit können "screening" und Prävention der Insulinresistenz geführt werden?

Im Augenblick scheinen uns die aufregendsten Zeiten in Bezug auf die Insulinresistenz, deren molekularbiologische und genetische Hintergründe sowie die klinischen Auswirkungen und die Möglichkeiten der Therapie noch bevorzustehen.

Forschung im Postrezeptor-Bereich

Die aktivsten Forschungsaktivitäten finden zur Zeit in Bezug auf die Insulinwirkung/ -resistenz im molekularbiologischen Bereich statt, wo insbesondere die Erkenntnis über die Signalübertragung im Postrezeptor fast täglich mit neuen Überlegung und Befunden erweitert wird. Als Ausblick in die nächsten Jahre muß erwartet werden, daß innerhalb kurzer Zeit das ganze Spektrum der physiologischen und pathophysiologischen Möglichkeiten erforscht sein wird. Hieraus dürften sich dann sehr schnell auch weitere präventive und therapeutische Vorstellungen ergeben, die weit über die Funktion der PPARγ-Agonisten (auch als "ultimate thrifty gen") und deren therapeutischer Einsatz von heute hinausreichen werden.

Insbesondere Untersuchungen über die Ursache der gestörten GLUT4 Translokation bei Insulinresistenz scheinen mit der Entdeckung von "attachment protein receptors"(SNAREs) wie Synaptobrevin und Syntaxin eine ganz neue Klasse an Rezeptoren auf der Spur zu sein. (160). SNARE-Proteinspiegel sind bei Insulinresistenz im Muskelgewebe erhöht und können etwa durch Rosiglitazon normalisiert werden. Hier sind in nächster Zeit faszinierende neue Befunde zu erwarten.

Prävention durch Gesundheitserziehung

In Anbetracht der Hinweise, daß sich die Zahl der Diabetiker weltweit in den nächsten 15-20 Jahren verdoppeln wird und auf mehr als 500 Millionen ansteigt, ist es aus wissenschaftlichen, sozioökonomischen und moralischen Gründen von großer Bedeutung und als oberster Ziel anzusehen, sich in Zukunft nicht mehr auf eine reparative Medizin zu beschränken, sondern vermehrte Anstrengungen in die Prävention zu investieren. Da wahrscheinlich ein Drittel aller Menschen die eine oder andere Form einer Insulinresistenz haben, muß bald die

Frage beantwortet werden, wie die vermutete Welle an neumanifestierten Diabetikern verhindert werden kann. Nicht die genetisch determinierte Insulinresistenz per se sollte zum augenblicklichen Zeit das Ziel unserer vorrangigen wissenschaftlichen und präventiven Maßnahmen sein, sondern die Aufgabe, mit den schnell um sich greifenden "life style changes" unserer modernen Überflußgesellschaft sinnvoll fertig zu werden. Hier kommt der Gesundheitserziehung eine große Aufgabe und Verantwortung zu, die bereits in der Familie beginnen muß, in der Schule fortgesetzt werden sollte und auch im öffentlichen Leben durch entsprechende Maßnahmen des Gesetzgebers sowie Appelle an die Verantwortung des Einzelnen ergänzt werden sollte. Als Ausblick in die Zukunft kommt hier auf die gesamt Gesellschaft eine große Verantwortung zu (☞ Abb. 8.2).

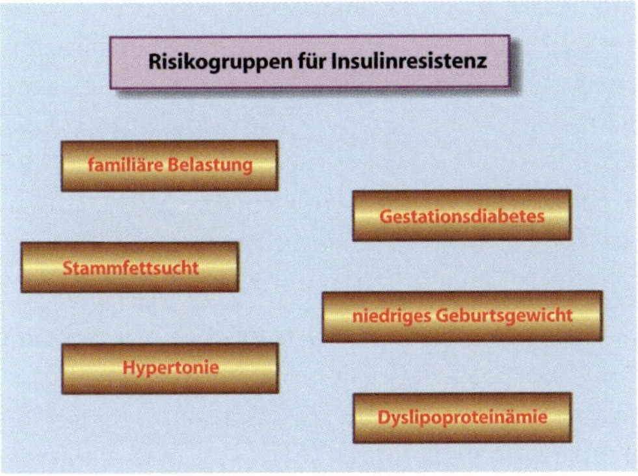

Risikogruppen für Insulinresistenz

familiäre Belastung

Gestationsdiabetes

Stammfettsucht

niedriges Geburtsgewicht

Hypertonie

Dyslipoproteinämie

Abb. 8.2: Risikogruppen für Insulinresistenz.

Medikamentöse Möglichkeiten der Prävention und Therapie

Studien, welche die Möglichkeiten einer medikamentösen Primärprävention (Interventionsstudien) untersuchen, müssen den Ansprüchen einer Evidenz-basierten Medizin genügen und werden dringend benötigt. Mit Überlegung für "life style changes" alleine werden wir nicht in der Lage sein, in der modernen Anspruchs- und Überflußgesellschaft das schnell wachsende Problem Insulinresistenz/Typ 2-Diabetes effektiv kontrollieren zu können.

Ein größeres Spektrum an Substanzen zur effektiven Sekundärprävention der Insulinresistenz ist wünschenswert. Mehr Wissen ist notwendig, um die Bedeutung der Insulinresistenz in Bezug auf eine Beteiligung bei der Pathogenese der Makroangiopathie zu verstehen.

Von der Gentechnologie werden wir dabei in Kürze noch keine bahnbrechenden Therapierergebnisse für die Praxis erwarten können.

Literatur

9. Literatur

1. Almind K, C Bjorbaek, H Vestergaard, T Hansen, S Echwald, O Pedersen: Aminoacid polymorphisms of insulin receptor substrat-1 in non-insulin-dependent diabetes mellitus. Lancet 342:828-32 (1993)

2. Anastasiou E, JP Lekakis, M Alevizaki et al: Impaired endothelium-dependent vasodilatation in women with previous gestational diabetes. Diabetes Care 21:2111-15(1998)

3. Anderson RA: Nutritional role of chromium. The Science of the total environment 17:13-29(1981)

4. Andreelli F, Laville M, Ducluzeau PH et al: Defective regulation of phosphatidylinositol-3-kinase gene expression in skeletal muscle and adipose tissue of non-insulin-dependent diabetes mellitus patients. Diabetologia 42:358-64(1999)

5. Andreelli F, M Laville, N Vega, JP Riou, H Vidal: Regulation of gene expression during severe caloric restriction: lack of induction of PI3K mRNA in skeletal muscle of patients with type 2-diabetes mellitus. Diabetologia 43:356-63(2000)

6. Angelico MC, R Alejandro, J Nery, M Webb, R Boltino, SS Kong: Transplantation of islets of Langerhans in patients with insulin requiring diabetes mellitus undergoing orthotopic liver transplantation – the Miami experience. J Mol Med 77:144-7(1999)

7. AntonucciT, R McLain, R Whitcomb, D Lockwood: Impaired glucose tolerance is normalized by treatment with thiazolidindione troglitazone. Diabetes Care 20: 188-93 (1997)

8. Arner P, T Pollare, H Lithell, JN Livingston: Defective insulin receptor tyrosine kinase in human skeletal muscle in obesity and type 2-diabetes mellitus. Diabetologia 30: 437-40 (1987)

9. Asch S, DL Wingard, EL Barret-Connor: Are insulin and hypertension independent related? Ann Epidemiol 1: 23-44 (1991)

10. Auwerx J: PPARy, the ultimate thrifty gene. Diabetologia 42: 1033-49 (1999)

11. Balletshofer B, K Rittig, M Enderle, A Volk, E Maerker, M Pfohl, K Rett, HU Häring: Disturbed flow-associated brachial artery dilation in glucose-tolerant, insulin-resistant first degree relatives of subjects with type 2-diabetes. Diabetologia 41: A313:212(1998)

12. Banerji MA, Chaiken RL, Gordon D et al: Does intra-abdominal adipose tissue in black men determine wether NIDDM is insulin-resistant or insulin-sensitive? Diabetes 44:141-46 (1995)

13. Bar RS, A Sandra: Insulin receptors in vascular endothelium. In: Insulin Receptors, Part A: Alan R Liss, Inc, New York, p267-79(1988)

14. Barker DJP: Type-2 diabetes mellitus, hypertension and hyperlipidemia, relation to reduced fetal growth. Diabetologia 36:62-67(1993)

15. Baron AD, M Laakso, G Brechtel, SV Edelman: Mechansim of insulin resistence in insulin-dependent diabetes mellitus: a major role for reduced skeletal blood flow. J Clin Endocrinol Metab 73: 637-43 (1991).

16. Baron AD, RH Eckel, L Schmeiser, OG Kolterman: The effect of short term alpha glucosidase inhibition on carbohydrate and lipid metabolism in type 2-diabetics. Metabolism 36: 409-15 (1987)

17. Barroso I, Gurnell M, Crowley VEF, Agostini M, Schwabe JW, Soos MA, Li Maslenn G, Williams TDM, Lewis H, Schafer AJ, Chatterjee VKK, O`Rahilly S: Dominant negative mutations in human PPARy associated with severe insulin resistance, diabetes mellitus and hypertension. Nature 402:880-83(1999)

18. Bavenholm P, A Proudler, P Tornvall, I Godsland, C Landou, U de Faire, A Hamsten: Insulin, intact and split proinsulin and coronary artery desease in young men. Circulation 92: 1422- 29 (1995)

19. Baynes KCR, Beeton CA, Panayotou G, Stein R, Soos M, Hansen T, Simpson H,SO`Rahilly, PR Shepherd, JP Whitehead: Natural variants of human p85a phosphoinositide 3-kinase in severe insulin resistance: a novel variant with impaired insulin-stimulated lipid kinase activity. Diabetologia 43:321-31(2000)

20. Baynes SO, T. Simpson H, O`Rahilly et al: Kinase gene expression in skeletal muscle and adipose tissue of non-insulin-dependent diabetes mellitus patients. Diabetologia 42:358-64(1999).

21. Beatty OL, R Harpe, B Sheridan, AB Atkinson, PM Bell: Insulin resistance in offspring of hypertensive parents. Br Med J 307: 92-95 (1993)

22. Becker R, MS Damian, T Linn, H Laube: Untersuchungen zur Insulinsensitivität und –sekretion bei Patienten mit Mutation der mitochondrialen DNA. Diabetes u Stoffw. 8(suppl 1): 6(1999)

23. Becker R: Klinische Untersuchungenn zur Beurteilung von Insulinsensivität und –sekretion bei Patienten mit mitochondrialer Zytopathie. Eine minimal-Modell-Analyse. Inaugural Dissertation der Univ Gießen (1998).

24. Beck-Nielsen H, A Vaag, P Damso, A Handberg, O Hother-Nielsen, JE Henriksen: Insulin resistance in skeletal muscle in patients with NIDDM: cellular defects and pathophysiological implications. In: Diabetes". eds

H Rifkin, JA Colwell, SI Taylor. Elsevier Science Publ., 1991: p 315.

25. Bergman RN, DT Finegood, M Ader: Assessment of insulin sensitivity in vivo. Endocr Rev 6:45-86(1985).

26. Bergman RN: Non-esterified fatty acids and the liver: why is insulin secreted into the portal vein? Diabetologia 43: 946-52 (2000)

27. Berrish TS, CS Hetherington, KGMM Alberti, M Walker: Peripheral and hepatic insulin sensitivity in subjects with impaired glucose tolerance. Diabetologia 38: 699-04 (1995)

28. Bjornholm M, Y Kawano, M Lehtihet, JR Zierath: Insulin receptor substrate-1 phosphorylation and phosphatidylinositol 3-kinase activity in skeletal muscle from NIDDM subjects after in vivo insulin stimulation. Diabetes 46: 524-27 (1997)

29. Björntorp P: Neuroendokrine Anomalien beim Metabolischen Syndrom. In:" Das Metabolische Syndrom." (eds Hanefeld M,W Leonhardt). G Fischer-Verlag,Jena, p 53-61 (1996)

30. Blondel O, J Simon, B Chevalier, B Portha: Impaired insulin action but normal insulin receptor activity in diabetic rat liver: effect of vanadate. Am J Physiol 258: E459-67(1990)

31. Boden G: Fatty acids and insulin resistance. Diabetes Care 19:394-95(1996)

32. Boden G, X Chen, J Ruiz, JF White, L Rosetti: Mechanism of fatty acid-induced inhibition of glucose uptake. J.Clin.Invest. 93: 2438-46 (1994)

33. Bogardus C, S Lillioja, K Stone, D Mott: Correlation between glycogen synthase activity and in vivo insulin action in man. J Clin Invest 73:1185-90(1984)

34. Bonora E, G Targher, M Alberiche, RC Bonadonnna, F Saggiani, MB Zenere, T Monnauni, M Muggeo: Homeostasis model assessment closely mirrors the glucose clamp technique in the assessment of insulin sensitivity – studies in subjects with various degrees of glucose tolerance and insulin sensitivity. Diabetes Care 23: 57-63(2000)

35. Borkman M, LH Storlien, DA Pan, AB Jenkins, DJ Chisholm, LV Cambell: The relation between insulin sensitivity and the fatty-acid composition of skeletal – muscle phospholipids. N Engl J Med 328: 238-44 (1993)

36. Brady LJ, MN Goodman, FN Kalish, NB Ruderman: Insulin binding and sensitivity in rat skeletal muscle: effect of starvation. Am J Physiol 240:E184-90(1981)

37. Bressler P, SR Bailey, M Matsuda, RA DeFronzo: Insulin resistance and coronary artery disease. Diabetologia 39:1345-50(1996)

38. Bretzel RG: Diabetes mellitus – Prävention und Therapie diabetischer Folgeerkrankungen. UNI-Med Verlag Bremen-London-Boston (2000)

39. Brun JF, C Fedou, E Raynaud, A Perez-Martin, AA Benhaddad, J Mercier: Evaluation of insulin sensitivity from a single sample: insulinemia, insulin/glucose ratio, or insulin glucose product?. Ann Endocrinol 59: 247(1998)

40. Brüning JC, J Winnay, S Bonner-Weir, SI Taylor, D Accili, CR Kahn: Development of a novel polygenic model of NIDDM in mice heterozygous for IR and IRS-1 alleles. Cell 88: 561-72 (1997)

41. Brüning JC, MD Michael, JN Winnay, T Hayashi, D Hörsch, D Accili, LJ Goodyear, CR Kahn: A muscle specific insulin receptor knockout exhibits features of the metabolic syndrom of NIDDM without altering glucose tolerance. Molecular Cell 2: 559-69 (1998)

42. Campos SP, H Baumann: Insulin is a prominent modulator of the cytokine-stimulated expression of acute phase plasma protein genes. Mol Coll Biol 12:1789-97(1992)

43. Cao H, Hegele RA: Nuclear lamin A/C R482Q mutation in Canadian kindreds with Dunnigan-type familial partial lipodystrophy. Hum Mol Genet 9: 109-12 (2000)

44. Chaiken RL, Banerji MA, Huey H, Lebowitz HE: Do blacks with NIDDM have an insulin-resistance syndrome? Diabetes 42: 444-448 (1993)

45. Chiasson JL, A Karasik, R Gomis et al: The STOP-NIDDM Trial. Diabetes Care 21:1720-25(1998)

46. Chiasson JL, DM Nathan, RG Josse et al: The effect of acarbose on insulin sensitivity in subjects with impaired glucose tolerance. Diabetes Care 19: 1190-94(1996)

47. Chiasson JL, RG Josse, JA Hunt, C Palmason, NW Rodger, SA Ross, EA Ryan, MH Tan, TM Wolever: The efficacy of acarbose in the treatment of patients with non-insulin-dependent diabetes mellitus. A multicenter controlled clinical trial. An Int Med 121: 928-35 (1994)

48. Cigolini M, S Seidel, J Charzewska, D Ellsinger, G Dibiase, P Björntorp, JG Hautvast, F Contaldo, V Szosteak, LA Scuro: Fasting serum insulin in relation to fat distribition, serum lipid profil and blood pressure in european women. The european fat distribution study. Metabolism 8: 781-87 (1991)

49. Cline GW, KF Pedersen, M Krssak: Impaired glucose transport as a cause of decreased insulin – stimulated muscle glycogen synthesis in type 2-diabetes. N Engl J Med 341: 240-6 (1999)

50. Coates PA, RL Ollerton, SD Luzio, IS Ismail, DR Owen: Reduced sampling protocols in estimation of insulin sensitivity and glucose effectiveness using the minimal model in NIDDM. Diabetes 42:1635-41(1993)

51. Cohen AM: Prevalence of diabetes among different ethnic groups. In: Israel Metabolism (1998)

52. Cordera R, G Andreghetti, RA DeFronzo, L Rossetti: Effect of in vivo vanadate treament on insulin receptor tyrosine kinase activity in partially pancreatectomized diabetic rats. Endocrinology 126: 2177-83(1990).

53. Cranmer H, NP Jones, R Patwardhan: Rosiglitazone is effective in both obese and non-obese patients with type 2-diabetes Diabetologia 42 (suppl 1): A228:856 (1999)

54. Cseh K, G Winkler, Z Melczer, E Baranyi: The role of tumor necrosis factor (TNF)-a resistance in obesity and insulin resistance. Diabetologia 43: 525 (2000)

55. Damm P, H Vestergaard, C Kuehl, O Pedersen: Impaired insulin-stimulated nonoxidative glucose metabolism in glucose-tolerant women with previous gestational diabetes. Am J Obstet Gynecol 174/2:722-9(1996)

56. Dandona P, MA Hussain, Z Varghese, D Politis, DM Flynn, AV Hoffbrand: Insulin resistance and iron overload. Ann Clin Biochem 20:77-79(1983)

57. DeFronzo RA, JD Tobin, R Andres: Glucose clamp technique: a method for quantifying insulin secretion and resistance. Am J Physiol 237: E 214-23(1979)

58. DeFronzo RA, R Gunnarsson, O Björkman, M Olsson, J Wahren: Effects of insulin on peripheral and splanchnic glucose metabolism in non-insulin-dependet diabetes mellitus. J Clin Invest 76:149-55(1985)

59. DeFronzo RA: Glucose intolerance and aging. Evidence for tissue insensitivity to insulin. Diabetes 28: 1095-1101 (1979)

60. DeFronzo RA: The triumvirate: beta cell, muscle, liver: a colision responsible for NIDDM. Diabetes 37: 67 (1988)

61. Després JP, B Lamarche, P Mauriège, B Cantin, GR Dagenais, S Moorjani, PJ Lupien: Hyperinsulinemia as an independet risk factor for ischemic heart disease. N Engl J Med 334: 952-7 (1996)

62. Devlin JT: Insulin action after exercise in diabetic and nondiabetic subjects. In:"Diabetes mellitus". edts: H Rifkin, JA Colwell,SI Taylor. Elsevier Science Publ. 1991: p 237.

63. Dib K, JP Whitehead, PJ Humphreys et al: Impaired activation of PI 3-kinase by insulin in fibroblasts from patients with severe insulin resistance and pseudoacromegaly. J Clin Invest 101:1111-20(1998)

64. Donahue BS, ET Morgan: Vanadate dissociates P-450IIE1 induction from P-450IIC11 repression in diabetic rats. Pharmacologist 31:174(1989)

65. Dunbar DR, PA Moonie, RJ Swingler, D Davidson, R Roberts, IJ Holt: Maternally transmitted partial direct tandem duplication of mitochondrial DNA associated with diabetes mellitus. Hum Mol Genet 2:1619-24(1993)

66. Duncan JM: On puerperal diabetes. Trans Obstet Soc Lond 24:256-85(1882)

67. Dwenger A: Der Insulinrezeptor: Struktur, Funktion, Regulation und Pathophysiologie. GIT Supplement 2:45-51 (1987)

68. Dyer AR, P Elliott, M Shipley, J Stamler: Body mass index and associations of sodium and potassium with blood pressure in INTERSALT. Hypertension 23:729-36(1994)

69. Eaton SB, Konner M, Shostak M: Stone agers in the fast lane: Chronic degenerative disease in evolutionary perspective. Am J Med 84: 739-49 (1984)

70. Egan J, C Rubin, A Mathisen: Combination therapy with pioglitazone and metformin in patients with type 2-diabetes. Diabetes 48(suppl 1):117 (1999)

71. Eliasson B, S Attvall, MR Taskinen: The insulin resistance syndrome is related to smoking habits. Arterioscl. Thromb 14:1946-50(1994)

72. Elmadfa I, C Leitzmann: Ernährung des Menschen. 3.Auflage Verlag E Ulmer Stuttgart,1988: 268.

73. Erbey JR, DJ Becker, LH Kuller, TJ Orchard: The association between a family history of type 2-diabetes and coronary heart disease in a type 1-diabetes population. Diabetes Care 21:610-14(1998)

74. Eriksson J, A Franssila-Kallunki, A Ekstrand et al: Early metabolic defects in persons at increased risk for non-insulin-dependent diabetes mellitus. N Engl J Med 321:337-43(1989)

75. Espino-Montoro A, J Lopez-Miranda, P Castro et al: Monounsaturated fatty acid enriched diets lower plasma insulin levels and blood pressure in healthy young men. Nutr Metab Cardiovasc Dis 6:147-54(1996)

76. Facchini, FS, CB Hollenbeck, J Jeppesen, YD Idaa Chen, GM Reaven: Insulin resistance and cigarette smoking. Lancet 339:1128-30(1992)

77. Feener EP, GL King: Vascular dysfunction in diabetes mellitus. Lancet 350(suppl 1): 9-13(1997)

78. Ferrannini E, G Buzzigoli, R Bonadonna, MA Giorico, M Oleggini, L Graziadei, R Pedrinelli, L Brandi, L Bevilacqua: Insulin resistance in essential hypertension. N Engl J Med 317: 350-57 (1987)

79. Ferrannini E: Insulin resistance, iron and the liver. Lancet 355:2181-82(2000)

80. Festa A, L Mykkänen, R D`Agostino, SM Haffner, CN Hales: Heart rate in relation to insulin sensitivity and insulin secretion in nondiabetic subjects. Diabetes Care 23:624-28(2000)

81. Flier JS: Syndromes of insulin resistance. Lilly Lecture: Diabetes 41:1207-19(1992)

82. Flier JS, DE Moller, AC Moses et al: Insulin mediated pseudoacromegaly: Clinical and biochemical characterisation of a syndrome of selective insulin resistance. J Clin Endocrinol Met 76:1533-41(1993)

83. Folli F, MJA Saad, L Velloso, H Hansen, O Carandente, EP Feener, CR Kahn: Crosstalk between insulin and angiotensin II signalling system. Exp Clin Endocrinol Diabetes 107:133-39(1999)

84. Fonseca V, N Biswas, A Salzmann: Rosiglitazone in combination with metformin effectively reduces hyperglycemia in patients with type 2-diabetes. Diabetologia 42(suppl 1): A230:864(1999)

85. Fontbonne A, MA Charles, N Thibult, JL Richard, JR Claude, JM Warnet, GE Rosselin, E Eschwége: Hyperinsulinaemia as a predictor of coronary heart disease mortality in a healthy population. Diabetologia 34:356-61(1991)

86. Frati AC, F Iniestra, CR Ariza: Acute effect of cigarette smoking on glucose tolerance and other cardiovascular risk factors. Diabetes Care 19:112-18(1996)

87. Freskens EJM, D Kromhout: Hyperinsulinemia, risk factors and coronary heart disease: the Zutphen Elderly Study Arterioscler Thromb 14:1641-47(1994)

88. Fukushima M, A Taniguchi, M Sakai, K Doi, S Nagasaka, H Tanaka, K Tokuyama, Y Nakai: Homeostasis model assessment as a clicial index of insulin resistance: comparison with the minimal model analysis. Diabetes Care 22:1911-12(1999)

89. Garg A, A Bonanome, SM Grundy, ZJ Zhang, RH Unger: Comparison of a high carbohydrate diet with a high monounsatureated fat diet in patients with non-insulin-dependent diabetes mellitus. N Engl J Med 319:829-34(1988)

90. Garvey WT, L Mainanu, JH Zhu, G Brechtel-Hook, P Wallace, AD Baron: Evidence for defects in the trafficking and translocation of GLUT4 glucose transporters in skeletal muscle as a cause of human insulin resistance. J Clin Invest 101:2377-86(1998)

91. Gebhart SS, JM Shoffner, D Koontz et al: Insulin resistance associated with maternally inherited diabetes and deafness. Metab Clin Exp 45:526-31(1996)

92. Geisthövel F, B Frorath, G Brabant: Acarbose reduces elevated testosterone serum concentrations in hyperinsulinaemic premenopausal women. Human Reproduction 11:2377-81(1996)

93. Gerbitz KH, JMW van den Ouweland, JA Maassen, M Jaksch: Mitochondrial diabetes mellitus: a review. Biochim Biophys Acta 1271:253-60(1995)

94. Göke B, HC Fehmann, J Schirra, A Hareter, R Göke: Das Darmhormon Glucagon-like peptide-1 (GLP-1): aus dem Experiment in die Klinik. Z Gastroenterol 35: 285-94 (1997)

95. Gomis R, NP Jones, SE Vallance, R Patwardhan: Low-dose Rosiglitazone enhances glycemic control when combined with sulphonylureas in type 2-diabetes Diabetologia 42 (suppl 1) A227:851(1999)

96. Goodyear LJ und BB Kahn: Exercise, glucose transport and insulin sensitivity. Ann Rev Med 49:235-61(1998)

97. Goodyear LJ, F Giorgino, LA Sherman, J Carey, RJ Smith, GL Dohm: Insulin receptor phosphorylation, insulin receptor substrate-1 phosphorylation and phosphatidylinositol 3-kinase activity are decreased in intact skeletal muscle strips from obese subjects. J Clin Invest 95: 2195-204 (1995)

98. Goodyear LJ, PY Chang, DJ Sherwood, SD Durfnesne, DE Moller: Effects of exercise and insulin on mitogen-activated protein kinase signaling pathways in rat skeletal muscle. Am J Physiol 271: E403-08(1996)

99. Goto Y, I Nonaka, S Horai: A mutation in the tRNA gene associated with the MELAS subgroup of mitochondrial encephalopathies. Nature 348:651-53(1990)

100. Gres DW, FJ Nieto, E Shahar, MR Wofford, FL Brancati: Hypertension and the antihypertensive therapy as risk factors for type 2-diabetes mellitus. N Engl J Med 342:905-12(2000)

101. Grigorescu F, P Poucheret, O Bouix et al.: Metformin potentiates phosphotidylinositol-3 kinase by IRS-2 recruitment in rat hepatic tissue. Diabetologia 41(suppl 1) 189A (1998)

102. Grunfeld B, M Gimenez, M Romo, L Rabinvoch,RB Simsolo: Calcium-ATPase and insulin in adolescent offspring of essential hypertensive parents. Hypertension 26:1070-73(1995)

103. Haffner SM, K Fücker, M Hanefeld, W Leonhardt, S Fischer: Glibenclamide, but not acarbose, increases leptin concentrations parallel to changes in insulin in subjects with NIDDM. Diabetes Care 20:1430-34(1997)

104. Haffner SM, D`Agostino R Jr, Mykkänen L et al: Insulin sensitivity in subjects with type 2-diabetes. Relationship to cardiovascular risk factors: the Insulin Resistance Atherosclerosis Study. Diabetes Care22(4): 562-68 (1999)

105. Halberstam M, N Cohen, P Shlimovich et al: Oral vanadyl sulfate improves insulin sensitivity in NIDDM but not in obese nondiabetic subjects. Diabetes 45:659-66(1996)

106. Hanefeld M, S Fischer J Schulze, M Spengler, M Wargenau, K Schollberg, K Fucker: Therapeutical potentials of acarbose as first line drug in non-insulin-dependent diabetes insufficiently treated with diet. Diabetes Care 14: 732-37 (1991)

107. Hanna MG, I Nelson, MG Sweeney et al: Congenital encephalomyopathy and adult-onset myopathy and dia-

betes mellits: different phenotypic association of a new heteroplasmic mtDNA tRNA glutamic acid mutation. Am J Hum Genet 56:1026-33(1995)

108. Hargreaves AD, RL Logan, RA Elton, KD Buchanan, MF Oliver, RA Riemersmaa: Glucose tolerance, plasma insulin, HDL cholesterol and obesity: 12-year follow-up and development of coronary heart disease in Edinburgh men. Atherosclerosis 94: 61-69(1992)

109. Häring H: The insulin receptor: signalling mechanism and contribution to the pathogenesis of insulin resistance. Diabetologia 34: 848-61 (1991)

110. Häring HU, S Tippmer,M Kellerer, L Mosthaf, G Kroder, B Bossemaier, L Berti: Modulation of insulin receptor signalling. Potential mechanism of a cross talk between bradykinin and the insulin receptor. Diabetes 45 (suppl 1): S115-119(1996).

111. Hart LM, HPJ Lemkes, RP Stolk, et al: Prevalence of maternally inherited diabetes and deafness in diabetic populations in the Netherlands. Diabetologia 37:1169-70(1994)

112. Hauke H: Beeinflußung der Gefäßfunktion durch Sexualhormone. Symp Medical 7:18(1998)

113. Heise T, K Magnusson, L Heinemann, P Sawicki: Insulin resistance and the effect of insulin on blood pressure in essential hypertension. Hypertension 32:243-48(1998)

114. Henriksen EJ, S Jacob: Effects of captopril on glucose transport activity in skeletal muscle of obese Zucker rats. Metabolism 44:267-72(1995)

115. Hofmann C, K Lorenz, SS Braithwaite, JR Colca, BJ Palazuk, GS Hotamisligil, BM Spiegelman: Altered gen expression for tumor necrosis factor and its receptor during drug and dietary modulation of insulin resistance. Endocrinology 134: 264 (1994)

116. Hollenbeck CB, GM Reaven: Variations in insulin-stimulated glucose uptake in healthy individuals with normal glucose tolerance. J Clin Endocrinol Metab 64:1169-73(1987)

117. Holt IJ, AE Harding, JA Morgan-Hughes: Deletions of muscle mitochondrial DNA in patients with mitochondrial myopathies.Nature 331:717-19(1988)

118. Hotamisligil GS: Mechanisms of TNF-alpha induced insulin resistance. Exp Clin Endocrinol Diabetes 107: 119-25 (1999)

119. Howard,G, DH O'Leary, D Zaccaro et al: Insulin sensitivity and atherosclerosis. The IRAS-Study. Circulation 93: 1809-17 (1996).

120. Howe R, BS Rao, BR Holloway et al: Selective beta 3-adrenergic agonist of brown adipose tissue and thermogenesis. J Med Chem 35:1751-59(1992)

121. Iqbal N, Zayed M, Boden G: Thaliodomide impairs insulin action on glucose uptake and glycogen synthesis in patients with type 2-diabetes. Diabetes Care 23:1172-76(2000)

122. Jarrett RJ, P McCartney, H Keen: The Bedford survey. Ten year mortality rates in newly diagnosed diabetics and normoglycaemic controls and risk indices for coronary heart diesease in borderline diabetics. Diabetologia 22: 79-84(1982)

123. Jarrett RJ: Type 2 diabetes mellitus and coronary heart disease: chicken, egg or neither? Diabetologia 26: 99-102 (1984)

124. Jarrett RJ: Why is insulin not a risk factor for coronary heart disease? Diabetologia 37: 945-47 (1994)

125. Juhan-Vague I, SG Thompson, J Jespersen: Involvement of the homostatic system in the insulin resistance syndrom: a study of 1500 patients with angina pectoris. Arterioscler Thromb 13:1865-73(1993)

126. Kanamori A, K Tanaka, S Umezawa et al: Insulin resistance in mitochondrial gen mutation. Diabetes Care 17:778-79(1994)

127. Kaneko T, S Baba, T Toyota, Y Akanuma et al: Dose finding study of AD-4833 in patients with NIDDM on diet therapy alone. Double-blind comparative study on four dosages. Jpn J Clin Exp Med 74:1250-77(1997)

128. Kasuga M, Zick Y, DL Blith, FA Karlsson, HU Häring, CR Kahn: Insulin stimulation of phsophorylation of the beta subunit of the insulin receptor. J Biol Chem 257: 9891-94 (1982)

129. Kausch Ch, Ch Bergemann, A Hamann, S Matthaei: Insulin-mediated pseudoacromegaly in a patient with severe insulin resistance: Association of defective insulin-stimulated glucose transport with impaired phosphatidylinositol 3-kinase activity in fibroblasts. Exp Clin Endocrinol Diabetes 107:148-54(1999).

130. Kautzky-Willer A, K Thomaseth, B Ludwik et al: Elevated IAPP and proinsulin in lean gestational diabetes. Diabetes 46:607-14(1997)

131. Kautzky-Willer A: Gestationsdiabetes. Diabetes u. Stoffw.7:197-203(1998)

132. Kellerer M, G Sesti, E Seffer, B Obermaier-Kusser, DE Pongratz, L Mosthaf, HU Häring: Altered pattern of insulin receptor isotypes in skeletal muscle membranes of type 2-diabetic subjects. Diabetologia 36: 628-32 (1993)

133. Kellerer M, R Lammers, HU Häring: Insulin signal transduction: possible mechanism for insulin resistance. Exp Clin Endocrinol Diabetes 107: 97-106 (1999)

134. Kellerer M: Modulation der Insulinsignalübertragung und mögliche Mechanismen der Insulinresistenz. Diab Stoffw 6: 263-67 (1997)

135. Kennington AS, CR Hill, J Craig et al: Low urinary chiro-inositol excretion in non-insulin-dependent diabetes mellitus. N Engl J Med 323:373-8(1990)

136. Kido Y, Philippe N, Schäffer AA, Accili D: Genetic modifiers of the insulin resistance phenotype in mice: Diabetes 49:589-96(2000)

137. King H, M Rewers, WHO Ad Hoc Diabetes Reporting Group: Global estimates for prevalence of diabetes mellitus and impaired glucose tolerance in adults. Diabetes Care 16:157-77(1993)

138. Kobayashi Y, MY Momoi, K Tominaga et al: A point mutation in the mitochondrial tRNA gene in MELAS. Biochem Biophys Res Commun 173:816-22(1990)

139. Koch M, K Rett, A Volk, E Maerker, K Haist, M Deninger, W Renn, HU Häring: Amino acid polymorphism Gly 972 Arg in IRS-1 is not associated to clamp-derived sensitivity in young healthy first degree relatives of patients with Type 2-Diabetes. Exp Clin Endocrinol: in press

140. Koch M, Rett K, Märker E: The PPAR gamma-2 amino acid polymorphism Pro 12 Ala is prevalent in offspring of Type 2-diabetic patients and is associated to increased insulin sensitivity in a subgroup of obese subjects. Int Diab Monitor 11(6):22 (1999)

141. Kohrt,WM, JP Kirwan, MA Staten, RE Bourey, DS King, JO Holloscy: Insulin resistance in aging is related to abdominal obesity. Diabetes 42: 273-81 (1993).

142. Kopf D, I Mühlen, A Ambrosch, H Lehnert: Insulinresistenz und Hypertonie. Diab Stoffw 5:209-14(1996)

143. Kroder G, M Kellerer, HU Häring: Effect of leptin on insulin signalling in rat fibroblasts overexpressing HIR. Exp Clin Endocrinol Diabetes 104: S66 (1996)

144. Krook A, RA Roth, XJ Jiang, JR Zierath, H Wallberg-Henriksson: Insulin-stimulated Akt kinase activity is reduced in skeletal muscle from NIDDM subjects. Diabetes 47: 1281-86 (1998)

145. Kruuszynska YT, R Mukherjee, L Jow, S Dana, JR Paterniti, JM Olefsky: Skeletal muscle peroxisome proliferator-activated receptor-y expression in obesity and non-insulin-dependent diabetes mellitus. J Clin Invest 101(1998): 543-48

146. Larner J, JW Craig: Urinary myo-inositol to chiroinositol ratios and insulin resistance. Diabetes Care 19:76-78(1996)

147. Larsson H, B Ahren: Islet dysfunction in insulin resistance involves impaired insulin secretion and increased glucagon secretion in postmenopausal women with impaired glucose tolerance. Diabetes Care 23: 650-57 (2000)

148. Laube H, M Uhlmann, T Linn, M Spengler: Acarbose improves insulin sensitivityin obese subjects with IGT. Diabetologia 40 (suppl 1): A 321(1997)

149. Laube H, T Linn, P Heyen: The effect of acarbose on insulin sensitivity. Exp J Endocrinol Diabetes 106: 231-33 (1998)

150. Laube H: Kohlenhydratstoffwechsel im Alter. In: Biologie des Alterns (ed D Platt). Verlag W de Gruyter(Berlin,New York):p154-68(1991)

151. Laube H: Kohlenhydrate in der Ernährung. Verlag Urban u. Schwarzenberg, München, Berlin, Wien. 1976

152. Laube,H: Diabetestherapie bei Metabolischem Syndrom. UNI-MED Verlag, Bremen, (1999).

153. Laube H: Therapie des Typ 2-Diabetes mellitus. In: Diabetes mellitus – Prävention und Therapie diabetischer Folgeerkrankungen (ed: RG Bretzel). UNI-MED Verlag, Bremen. p 182-98(2000)

154. Leeson CP, PH Whincup, DG Cook et al: Flow mediated dilation in 9- to 11-year-old children: the influence of intrauterine and childhood factors. Circulation 96:2233-38(1997)

155. Lehtovirta M, B Forsen, M Gullström et al: Metformin improves several components of the insulin resistance syndrome in IGT patients. Glucophage Intern Symposium (Heidelberg): NIDDM:Prevention and Treatment p 34(1994).

156. Le Marchand-Brustel Y: Molecular mechanism of insulin action in normal and insulin resistant states. Exp Clin Endocrinol Diab 2:126-32(1999)

157. Liddell WG; MJ Davies, AC Shore, J Howe, JE Tooke: Maximum vasodilatory reserve is negatively correlated with BMI and waist hip circumference in women with polycystic ovary syndrome. J Vascular Res 35(suppl 2):p 12(1998)

158. Lindsay RS, Dabelea D, Roumain J, Hanson RL, Bennett PH, Knowler WC: Type 2-Diabetes and low birth weight. The Role of paternal inheritance in the association of low birth weight and diabetes. Diabetes 49:445-49(2000)

159. Lipmann RL: Glucose intolerance during decreased physical activity. Diabetes 21:101-05(1972)

160. Maier VH, DR Melvin, CA Lister, H Chapman, GW Gould, GJ Murphy: v- and t-SNARE protein expression in models of insulin resistance. Diabetes 49: 618-25 (2000)

161. Mannucci E, G Bardini, A Ognibene, CM Rotella: Comparison between 2 insulin sensitivity indexes on obese patients. Diabetes Care 23:1042-43(2000)

162. Marx N: Forschungspreis der Deutschen Herzstiftung 1999.

163. Matsuda M, RA DeFronzo,: Insulin sensitivity indices obtained from oral glucose tolerance testing. Diabetes Care 22:1462-70(1999).

164. Matthews DR, A Bakst, WM Weston, P Hemyari: Rosiglitazone decreases insulin resistance and improves beta-cell function in patients with type 2-diabetes. Diabetologia 42(suppl 1) A228:858 (1999)

165. Matthews DR, JP Hosker, AS Rudenski, BA Naylor, DF Treacher, RC Turner: Homeostasis model assessment: insulin resistance and ß-cell function from fasting plasma glucose and insulin concentrations in man. Diabetologia 28:412-19 (1985)

166. Mc Keigue PM, Shah B, Marmot MG: Relationship of central obesity and insulin resistance with high diabetes prevalence and cardiovascular risk in south Asians. Lancet 337: 382-86 (1991).

167. Mendler MH, B Turlin, R Moirand et al: Insulin resistance-associated hepatic iron overload. Gastroenterology 117:1155-63(1999)

168. Menelly GS, R Rabasa-Lhoret, EA Ryan: Effect of acarbose on insulin sensitivity in elderly patients with diabetes. Diabetes Care 23:1162-67(2000)

169. Mertz W: Chromium occurence and function in biological systems. Physiol Rev 49:163-239(1969)

170. Moirand R, AM Mortaji, O Loréal, F Paillard, P Brissot, Y Deugnier: A new syndrome of liver iron overload with normal transferrin saturation. Lancet 349:95-97(1997)

171. Moller DE, A Yokota, MF White, AG Pazianos, JS Flier: A naturally occuring mutation of insulin receptor alanine 1134 impairs tyrosine kinase function and is associated with dominantly inherited insulin resistance. J Biol Chem 265: 14979-85 (1990).

172. Moller DE, Bjorbaek C, Vidal-Puig A: Candidate genes for insulin resistance. Diabetes Care 19:396-400(1996).

173. Moller DE, O`Rahilly S: Syndromes of severe insulin resistance: clinical and pathophysiological features. In Insulin Resistance. Moller DE, Ed. Chichester.,NY, Wiley p 49-82(1993)

174. Mori Y, Y Murakawa, K Okada et al: Effect of troglitazone on body fat distribution in type 2-diabetic patients. Diabetes Care 22:908-12(1999)

175. Müller-Wieland D, W Krone: Diabetes mellitus. In: Innere Medizin (eds Gross,Schölmerich,Gerock). Schattauer-Verlag, 10.Auflage (2000)

176. Neel JV: Diabetes mellitus: a thrifty genotype rendered detrimental by progress? Am J hum Genet 14: 353-62 (1962)

177. Neunteufel T, R Katzenschlager, A Hassa, U Klaar, S Schwarzacher, D Glogar, P Bauer, F Weidinger: Systemic endothelial dysfunction is related to the extent of coronary artery disease. Atherosclerosis 129: 111-18 (1997)

178. Nolan JJ; JM Olefsky, MR Nyce, RV Considine, JF Caro: Effect of troglitazone on leptin production:studies in vitro and in human subjects. Diabetes 45:1276-78(1996)

179. Nolan JJ, NP Jones, R Patwardhan, LF Deacon: Once-daily Rosiglitazone is effective in the treatment of type 2-diabetes mellitus. Diabetes 48(suppl 1) A111:0478(1999)

180. O`Dea K: Westernisation, insulin resistance and diabetes in australian aborigines. Med J Aust 155: 258-64(1991)

181. O`Doherty RO, Stein D, Foley J: Insulin resistance. Diabetologia 40: B10-B15(1997)

182. Olefsky J, JW Farquhar, G Reaven: Relationship between fasting plasma insulin level and resistance to insulin-mediated glucose uptake in normal and diabetic subjects. Diabetes 22:507-13(1973)

183. Orchard TJ, J Eichner, LH Kuller, DJ Becker, LM McCallum, GA Grandits: Insulin as a predictor of coroanry heart disease: interaction with Apo E phenotype. A report from MRFIT. Ann Epidemiol 4: 40-45 (1994).

184. Pagano G, M Cassader, P Cavallo-Perin, Abruno, P Masciola, A Ozzello, AM Dall-Omo, A Foco: Insulin resistance in the aged: a quantitative evaluation of in vivo insulin sensitivity and in vitro glucose transport. Metabolism 33: 976-981 (1984)

185. Pan X, G Li, YH Hu et al: Effects of diet and exercise in preventing NIDDM in people with impaired glucose tolerance: the Da Qing IGT and Diabetes Study. Diabetes Care 20:537-44(1997)

186. Paplakis SG, PC Philipps, S DiMauro, DC DeVivo, LP Rowland: Mitochondrial myopathy, encephalopathy, lactic acidosis and stroke-like episodes: a distinctive clinical syndrome. Ann Neurol 16:481-88(1984)

187. Parillo M, AA Rivellese, AV Ciardullo: A high monounsaturated fat/low carbohydrate diet improves peripheral insulin sensitivity in non-insulin-dependent diabetic patients. Metabolism 41:1373-78(1992)

188. Patel J, E Miller, R Patwardhan: Rosiglitazone improves glycaemic control when used as a monotherapy in type 2-diabetic patients. Diabetic med 15(suppl 2): 37-8 (1998)

189. Patel J, RJ Anderson, EB Rappaport: Rosiglitazone monotherapy improves glycaemic control in patients with type 2-diabetes: a twelve-week, randomised, placebo-controlled study. Diabetes, Obesity and Metabolism 1:165-72(1999)

190. Pedersen O: Genetics of insulin resistance. Exp Clin Endocrinol Diabetes 107:113-18 (1999).

191. Phillips DIW, DJP Barker, CHD Fall, CB Whorwood, RB Walker, PJ Wood: Low birth weight and raised

plasma cortisol concentrations in adult life. Diabetologia 40(suppl 1): A 212 (1997)

192. Pinkney JH, CDA Stehouwer, SW Coppack, JS Yudkin: Endothelial dysfunction: cause of insulin resistance syndrome. Diabetes 46(Suppl 2):S9-13(1997)

193. Plauen WV: Erfolgreiche Gewichtsreduktion mit Sibutramin bei einem stark adipösen Typ 2-Diabetiker ermöglicht Verzicht auf orale Antidiabetika.. Forum Diabetes 3:53-54(2000)

194. Pollare T, H Lithell, I Selinus, C Berne: Sensitivity to insulin during treatment with atenolol and metoprolol: a randomised, double blind study of effects on carbohydrate and lipoprotein metabolism in hypertensive patients. Br Med J 298: 1152-57(1989)

195. Randle PJ, PB Garland, CN Hales, EA Newsholme: The glucose fatty-acid cycle. Its role in insulin sensitivity and the metabolic disturbances of diabetes mellitus. Lancet I: 385 (1963)

196. Raskin P, EB Rappaport, ST Cole, Y Yan, R Patwardhan, MI Freed: Rosiglitazone short-term monotherapy lowers fasting and postprandial glucose in patients with type 2-diabetes.

197. Raynaud E, A Perez-Martin, JF Brun, AA Bennhaddad, J Mercier: Revised concept for the estimation of insulin sensitivty from a single sample. Diabetes Care 22:1003-04(1999)

198. Reaven GM: Role of insulin resistance in human disease. Diabetes 37:1595-1607(1988)

199. Reaven GM: Hypothesis: muscle insulin resistance is the ("not-so") thrifty genotype. Diabetologia 41:482-84(2000)

200. Reaven GM, YD Chen, J Jeppesen, P Maheux, RM Krauss: Insulin resistance and hyperinsulinemia in individuals with small dense low density lipoprotein particles. J Clin Invest 92:141-46(1993)

201. Reaven GM, H Little, L Landsberg: Hypertension and associated metabolic abnormalities. New Engl. J Med: 334:374-75(1996)

202. Rett K: Insulinresistenz bei Personen mit normaler Glukosetoleranz. Vom Weltbild zur Prävention des Typ 2-Diabetes. 35. Jahrestagung der Dtsch Diab Ges, München, (2000)

203. Rice B, R Hudson, I Janssen, R Ross: Effects of aerobic or resistance exercise and/or diet on glucose tolerance and plasma insulin levels in obese men. Diabetes Care 22:684-91(1999)

204. Rique S, L Ibánez, MV Marcos, A Carrascosa, N Potau: Effects of metformin on androgens and insulin concentrations in type A insulin resistance snydrome. Diabetologia 43: 385-86(2000)

205. Rönnemaa T,K Pyöräla, EM Rönnemaa, M Laakso, P Puukka: Smoking is independently associated with high plasma insulin levels in nondiabetic men. Diabetes Care 19:1229(1996)

206. Rosetti L, AE Stenbit, W Chen: Peripheral but not hepatic insulin resistance in mice with one disrupted allele of the glucose transporter type-4 (GLUT4) gene. J Clin Invest 100: 1831-9 (1997)

207. Ryan EA, H.Little, L Landsberg: Hypertension and associated metabolic abnormalities. New Engl.J Med 334:374-75(1996)

208. Ryan EA, MJ O`Sullivan, JS Skyler: Insulin action during pregnancy. Diabetes 34:380-89(1985)

209. Saku K, B Zhang, B Ohta, K Arakawa: Troglitazone lowers blood pressure and enhances insulin sensitivity in Watanabe heritable hyperlipidemic rabbits. Am J Hypertens 10:1027-33(1997)

210. Sarraf P, E Müller, D Jones, FJ King et al: Differentiation and reversal of malignant changes in colon cancer through PPARY. Nature Medicine 4: 1046-52(1998)

211. Sawicki PT, M Berger: Insulin – Ursache der Hypertonie? Dtsch Med Wschr. 117: 642-43 (1992)

212. Schatz H: Medikamenten induzierter Diabetes.Verh dtsch Ges Inn Med 93:517-19(1987)

213. Scheen AJ, MR Letiexhe, PJ Lefebvre: Effects of metformin in obese patients with impaired glucose tolerance. Glucophage Intern Symp (Heidelberg) p 35-36(1994)

214. Schneider R, D Reda, C Hofmann: Combination therapy with pioglitazone and sulfonylureas in patients with type 2-diabetes. Diabetes 48(suppl 1):106 (1999)

215. Schoonjans K, G Martin, B Staels, J Auwerx: Peroxisome proliferator-activated receptors, orphans with ligands and functions. Cur Opin Lipidol 8: 159(1997)

216. Seed B: PPARy and colorectal carcinoma: conflicts in a nuclear familiy. Nature Medicine 4:1004-05 (1998)

217. Sekar N, A Kanthasamy, S William, S Subramanian, S Govindasamy: Insulin actions of vanadate in diabetic rats. Pharmacol Res 22: 207-17(1990)

218. Shackleton S, Lloys DL, Jackson SNJ et al: The LMNA gene encording lain A/C is mutated in partial lipodystrophy. Nat Genet 24: 153-6 (2000).

219. Shepherd PR, BB Kahn: Glucose transporters and insulin action. NEJM 341: 248-256 (1999).

220. Shimada F, Taira M, Suzuki Y et al: Insulin-resistant diabetes associated with partial deletion of insulin-receptor gene. Lancet 335:1179-81(1990)

221. Shimizu H, T Tsuchiya, N Sato, Y Shimomura, I Kobayashi, M Mori: Troglitazone reduces plasma leptin concentration but increases hunger in NIDDM patients. Diabetes Care 21:1470-74(1998)

222. Simon BC et al: Endotheliale Dysfunction, eine Bestandsaufnahme und Ansätze zur Therapie. Herz 24:62-71(1999)

223. Shulman GI, DL Rothman, T Jue et al: Quantitation of muscle glycogen synthesis in normal subjects and subjects with insulin dependent diabetes by 13C nuclear magnetic resonance spectroscopy. N Engl. J Med 322:223-8(1990)

224. Siffert W, R Düsing: Sodium-proton-exchange and primary hypertension – An update. Hypertension 26:649-55(1995)

225. SmithKline und Beecham: Diabetes Observer Nr 4(1999)

226. SmithKline und Beecham: Kurzprofil Avandia p18(2000)

227. Spitzweg Ch, W Joba, G Brabant, A Heufelder: Physiologische und pathophysiologische Bedeutung von Leptin beim Menschen. Dtsch Ärzteblatt 94: 2359-64 (1997)

228. Standl E: Wie sieht die Zukunft der Diabetesbehandlung aus? Forschung und Praxis, Sonderdruck 9 (112), VIII (1990)

229. Steiner G: Hyperinsulinaemia and hypertriglyceridaemia. J Int Med 236(suppl.736):23-26(1994)

230. Stern MP: Diabetes and cardiovascular disease: the common soil hypothesis. Diabetes 44: 369-74 (1995).

231. Stroedter D, E Lehman,U Lehman, HJ Tritschler, RG Bretzel, K Federlin: The influence of thioctic acid on metabolism and function of the diabetic heart. Diab Res Clin Pract 29: 19-26(1995)

232. Strout HV, PP Vicario, C Biswas et al: Vanadate treatment of streptozocin diabetic rats restores expression of the insulin-responsive glucose transporter in skeletal muscle. Endocrinology 126:2728-32(1990).

233. Stumvoll M, A Mitrakou, W Pimenta, T Jenssen, H Yki-Järvinen, T Van Haeftenn, W Renn, J Gerich: Use of the oral glucose tolerance test to assess insulin release and insulin sensitivity. Diabetes Care 23: 295-301 (2000)

234. Stumvoll M, S Jacob: Multiple sites of insulin resistance:muscle, liver and adipose tissue. Exp Clin Endocrinol Diabetes 107: 107-110 (1999)

235. Stumvoll M: Troglitazone. Diab Stoffw 7: 136-43(1998)

236. Suzuki S, H Kawasaki, Y Satoh et al: Urinary chiroinositol excretion is an index marker of insulin sensitivity in japanese type 2-diabetes. Diabetes Care 17:1465-68(1994)

237. Taegtmeyer H: Insulin resistance and atherosclerosis. Common roots for two common diseases?. Circulation 93: 1777-79 (1996).

238. Tamemoto H, T Kadowaki, K Tobe, T Yagi, H Sakura, T Hayakawa, Y Terauchi, K Ueki, Y Kaburaki, S Satoh: Insulin resistance and growth retardation in mice lacking insulin receptor substrate-1. Nature 372: 182-86 (1994)

239. Taylor SI, Moller DE: Mutations of the insulin receptor gene. In Insulin Resistance. Moller DE, Ed. Chichester, NY, Wiley, p. 83-111(1993)

240. Terauchi Y, Kubota N, Tamemtot H, Sakura H, Nagai R, Akanuma Y, Kimura S, Kadowaki T: Insulin effect during embryogenesis determines fetal growth. Diabetes 49:82-86(2000)

241. Tooke JE, KL Goh: Endotheliopathy precedes type 2-diabetes. Diabetes Care 21:2047-48(1998)

242. Torjesen PA, I Hjermann, KI Birkeland et al: Life style changes may reverse development of the insulin resistance syndrome. Diabetes Care 20: 26 (1997)

243. Tuman RW, JT Bilbo, RJ Doisy: Comparison and effects of natural and synthetic glucose tolerance factor in normal and genetically diabetic mice. Diabetes 27:49-56(1978)

244. UKPDS: Effect of intensive blood-glucose control with metformin on complications in overweight patients with type 2-diabetes (UKPDS 34). Lancet 35: 854 (1998)

245. Valencia ME, Esparza J, Ravussin E, Bennet PH, Fox C, Schulz L: Non-insulin-dependent diabetes mellitus and obesity in mexican PIMA-Indians. Diabetologia 40(suppl 1):A 16(1997).

246. van Popele NM, ICD Westendorp, ML Bots, RS Reneman, APG Hoeks, A Hofman, DE Grobbee, JCM Witteman: Variables of the insulin resistance syndrome are associated with reduced arterial distensibility in healthy non-diabetic middle aged women. Diabetologia 43:665-72(2000)

247. Volk A, W Renn, D Overkamp, et al: Insulin action and secretion in healthy, glucose tolerant first degree relatives of patients with type 2-diabetes mellitus. Influence of body weight. Exp J Endocrinol Diabetes 107:140-47(1999)

248. Vuorinen-Markkola, H Yki-Järvinen: Antihypertensive therapy with enalapril improves glucose storage and insulin sensitivity in hypertensive patients with non-insulin-dependent diabetes mellitus. Metabolism 44:85-89(1995)

249. Wannamethee SG, IJ Perry, AG Shaper: Hematocrit and risk of NIDDM. Diabetes 45:576-9(1996)

250. Wasada T, H Kuroki, H Arii et al: Relationship between insulin resistance and risk factors for cardiovascular disease in japanese non-insulin-dependent diabetic patients. Res Clin Pract 25:191-98(1994)

251. Wechsler JG: Diätetische Therapie der Adipositas. Dtsch Ärzteblatt B 94:1830-36(1997)

252. Weck M, S Fischer, B Gerbert: Euglymische Glukose-Clamp-Technik. Diab Stoffw 4:463-72(1995)

253. Welborn TA, K Wearne: Coronary heart disease incidence and cardiovascular mortality in Busselton with reference to glucose and insulin concentration. Diabetes Care 2: 154-60 (1979)

254. Welin L, H Erikson, B Larsson, LO Ohlson, K Svärdsudd, G Tibblin: Hyperinsulinaemia is not a major coronary risk factor in elderly men. Diabetologia 35:766-70(1992)

255. Wendorf W, Goldfine ID: Archaeology on NIDDM. Excavation in the "thrifty" genotype. Diabetes 40:161-65(1991).

256. Whitehead JP, Humphreys P, Krook A et al: Molecular scanning of the insulin receptor substrate 1 gene in subjects with severe insulin resistance - detection and functional analysis of a naturally occuring mutation in a YMXM motif. Diabetes 47:837-39(1998)

257. Widén E, A Ekstrand, C Saloranta, A Franssila-kallunki, J Erikkson, C Schalin-Jäntti, L Groop: Insulin resistance in Type 2-diabetic patients with hypertriglyceridaemia. Diabetologia 35:1140-45(1992)

258. Wiernsperger NT: Preclinical pharmacology of biguanides. In: Handbook of Exp Pharmacology. Springer Verlag 1996

259. Williams KV, JR Erbey, D Becker, S Arslanian, TJ Orchard: Can clinical factors estimate insulin resistance in type 1-diabetes? Diabetes 49:626-32(2000)

260. Wingard, DL, A Ferrara, EL Barrett-Connor: Is insulin really a heart disease risk factor? Diabetes Care 18: 1299-04 (1995)

261. Withers DJ, JS Guiterrez, H Towery, et al: Disruption of IRS-2 causes type 2-diabetes in mice. Nature 391:900-04(1998)

262. Yamasaki Y, R Kawamori, T Wasada et al: Pioglitazone ameliorates insulin resistance in patients with NIDDM. Tohoku J Exp Med 183:173 (1997)

263. Yaworsky K, R Sowar, T Ramlal, HJ Tritschler, A Klip: Engagement of the insulin-sensitive pathway in the stimulation of glucose transport by alpha-lipoic acid in 3T3-L1 adipocytes. Diabetologia 43:294-303(2000).

264. Yki-Järvinen H, K Sahlin, JM Ren, VA Koivisto: Localization of rate limiting defect for glucose disposal in skeletal muscle of insulin-resistant type 1-diabetic patients. Diabetes 39: 157-67 (1990)

265. Yki-Järvinen H: Glucose toxicity. Endocr Rev 13: 415-31 (1992)

266. Yudkin JS: Abnormalities of coagulation and fibrinolysis in insulin resistance. Diabetes Care 22 (suppl 3): C25-30(1999)

267. Yudkin JS: Lipids, thrombosis and cardiovascular disease in diabetes. Proc Nutr Soc 56:273-80(1997)

268. Yudkin JS, A Panahloo, C Stehouwer, JJ Emeis, K Bulmer, V Mohamed-Ali, AE Denver: The influence of improved glycaemic control with insulin and sulfonylureas on acute phase and endothelial markers in Type 2-Diabetic subjects. Diabetologia 43:1099-1106(2000)

269. Zhang B, G Salituro, D Szalkowski et al: Discovery of a small molecule insulin mimetic with antidiabetic activity in mice. Science 284:973-77(1999)

270. Zierath JR, A Krook, H Wallberg-Henriksson: Insulin action and insulin resistance in human skeletal muscle. Diabetologia 43:821-35(2000)

271. Zinman B, AJG Hanley, SB Harris: Circulating tumor necrosis factor, a concentration in a native Canadian population with high rates of type 2-diabetes mellitus. J Clin Endocrinol Metab 84: 272-8 (1999)

Index

Klinische Lehrbuchreihe

... Kompetenz und Didaktik!

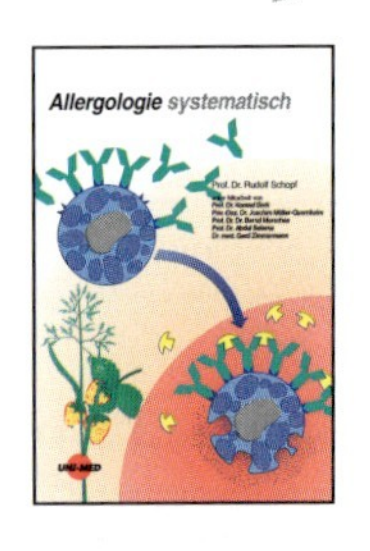

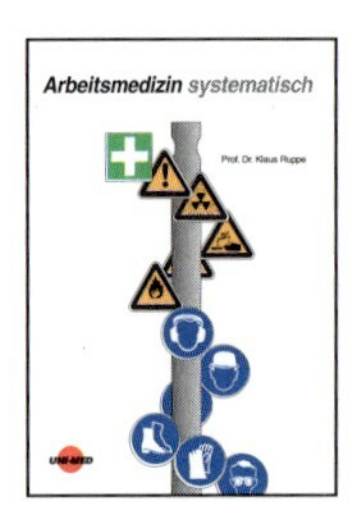

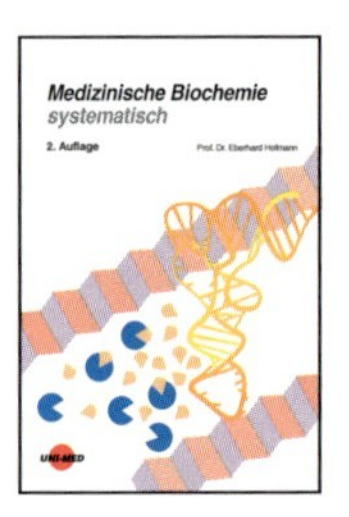

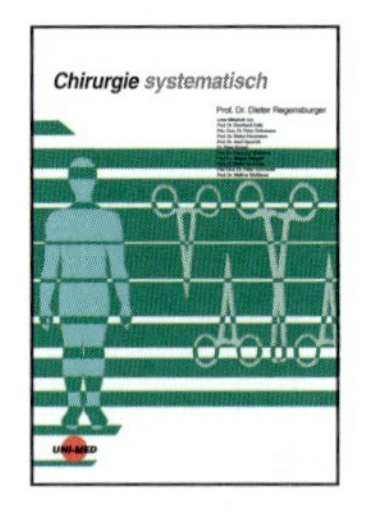

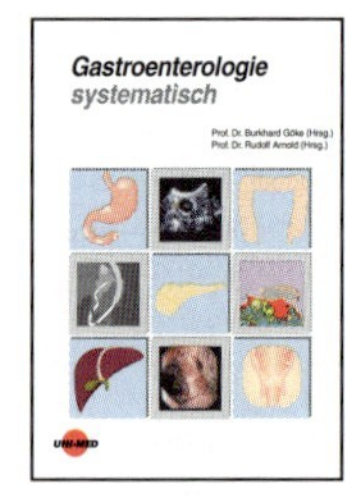

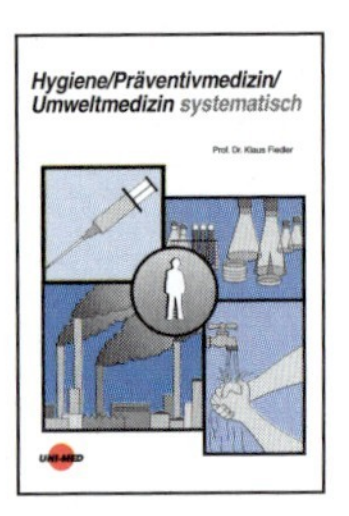

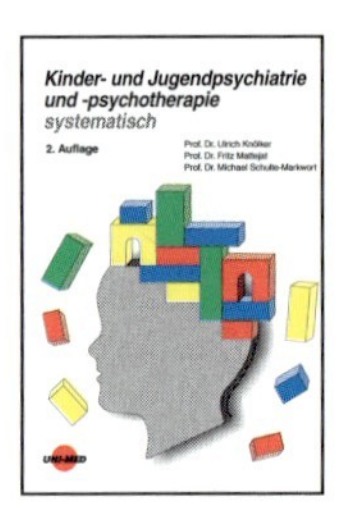

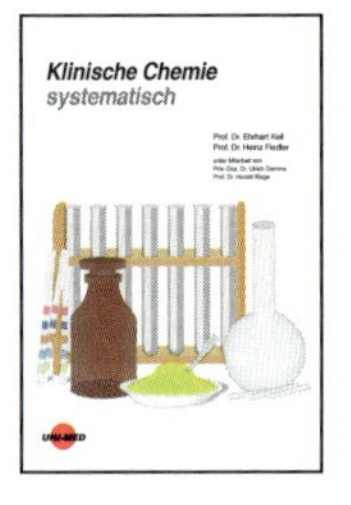

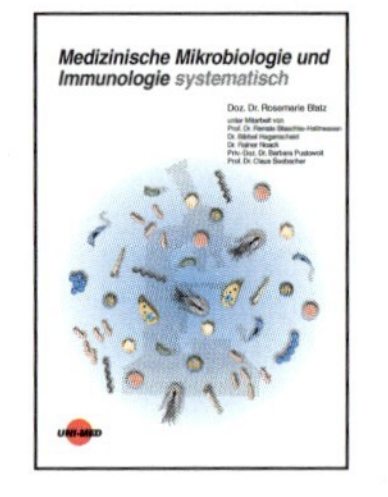

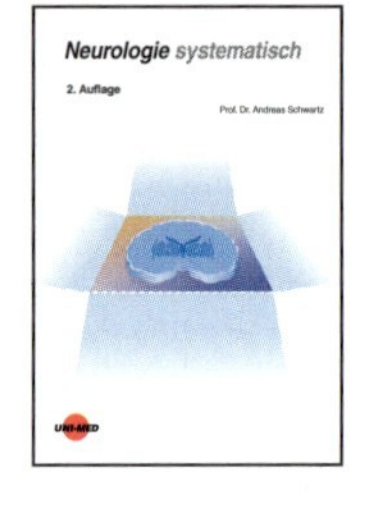

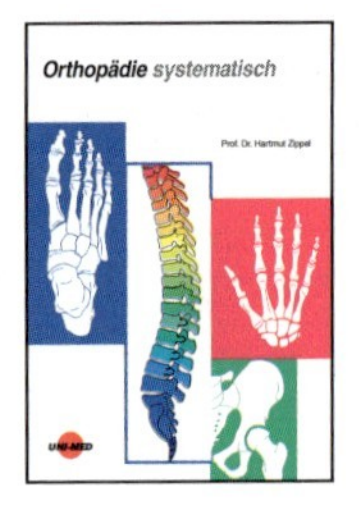

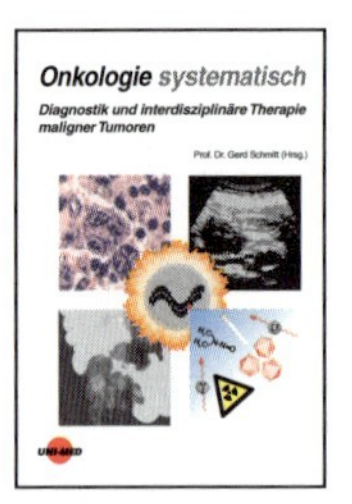

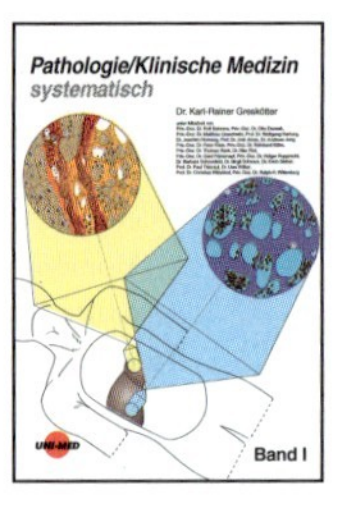

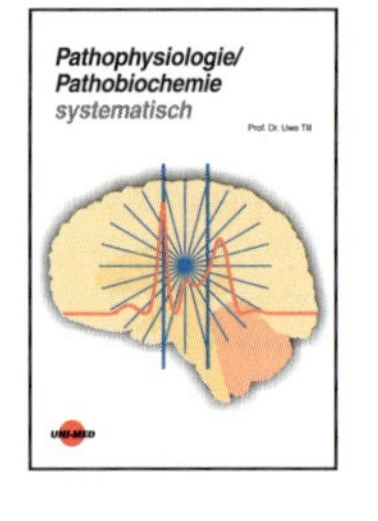

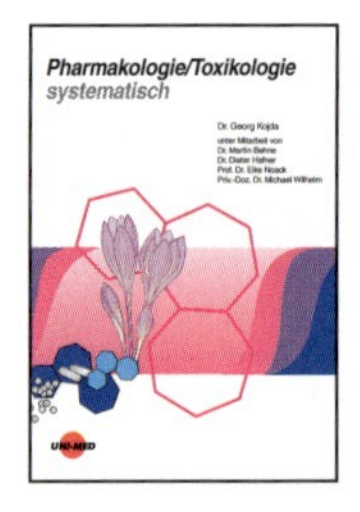

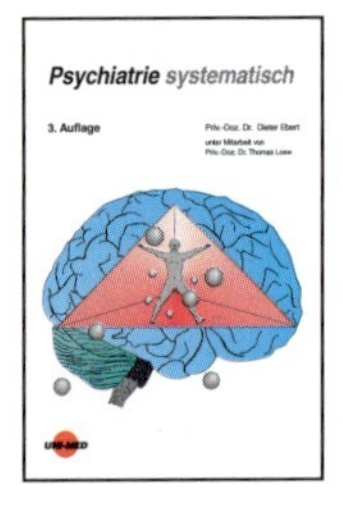

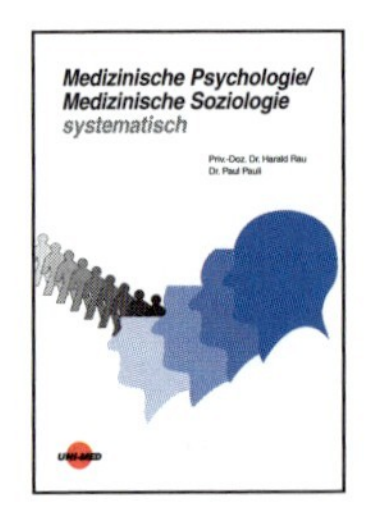

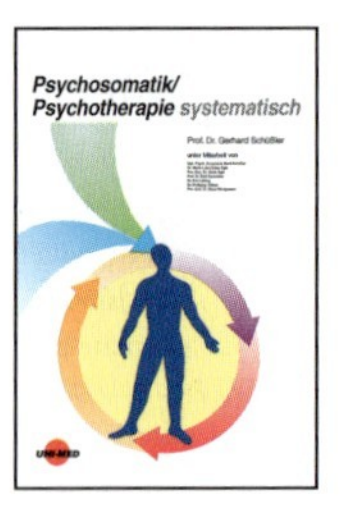

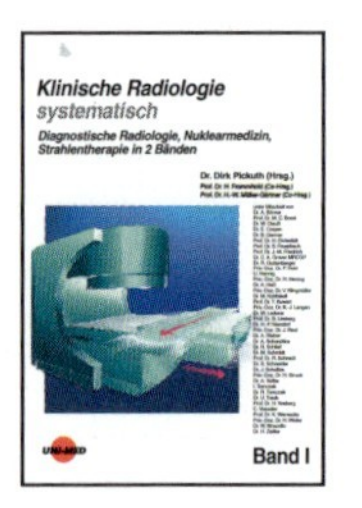

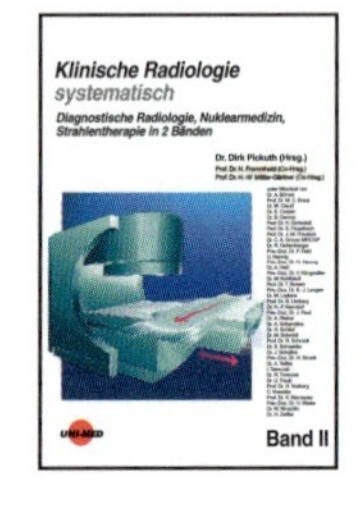

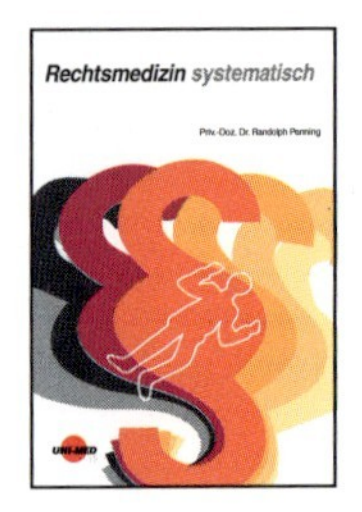

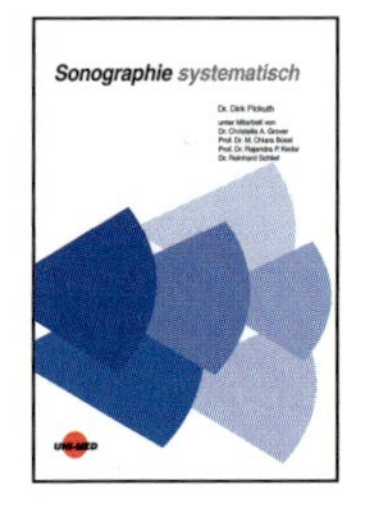

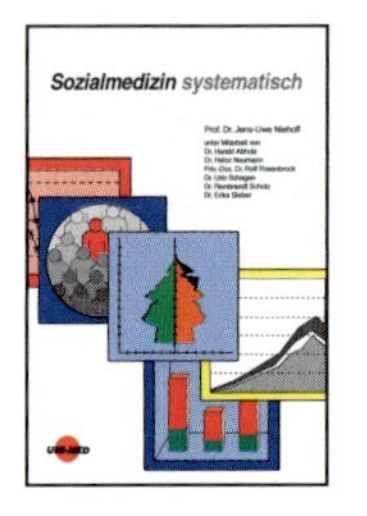

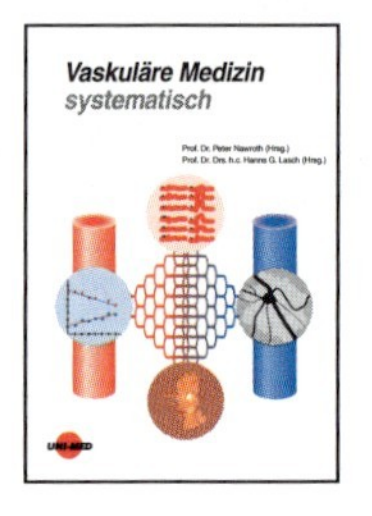

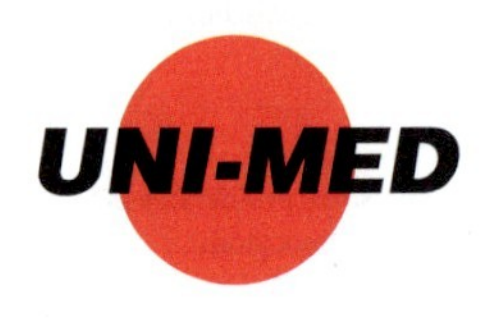